KB117193

언제나 건강하시기를 기원하며

님께 드립니다.

20세부터 시작하는
병 없이 사는 법

20세부터 시작하는 병 없이 사는 법

저자_ 박주홍

1판 1쇄 발행_ 2010. 6. 20.
1판 5쇄 발행_ 2016. 4. 27.

발행처_ 김영사
발행인_ 김강유

등록번호_ 제406-2003-036호
등록일자_ 1979. 5. 17.

경기도 파주시 문발로 197(문발동) 우편번호 10881
마케팅부 031)955-3100, 편집부 031)955-3250, 팩시밀리 031)955-3111

값은 뒤표지에 있습니다.
ISBN 978-89-349-3735-7 03510

독자 의견 전화 031)955-3200
홈페이지_ www.gimmyoung.com   카페_ cafe.naver.com/gimmyoung
페이스북_ facebook.com/gybooks   이메일_ bestbook@gimmyoung.com

좋은 독자가 좋은 책을 만듭니다.
김영사는 독자 여러분의 의견에 항상 귀 기울이고 있습니다.

20세부터 시작하는
병 없이 사는 법

박주홍
지 음

대한민국 건강경영 전문가 박주홍 박사의 돈 안 들이고 평생 실천하는 130세 건강법!

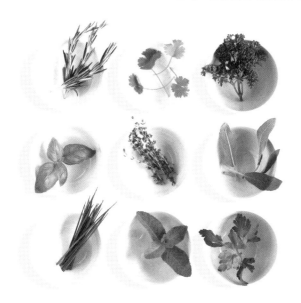

김영사

건강은 의사가 아닌 내가 설계하고 지킨다

―

나는 평소 '노인'이라는 표현을 대할 때마다 적절하지 않다는 생각을 한다. 노인이라는 말 대신 '어르신' 또는 '귀인(貴人, noble person)'이라고 표현하는 게 더 맞지 않을까. 왜냐하면 그들은 돈을 주고도 살수 없는 너무나 소중한 인생의 경험을 갖고 계신, 살아 있는 삶의 모델이자 우리의 미래이기 때문이다.

따라서 우리는 나이 들어감을 노화가 아닌 '귀화(貴化)'의 과정으로 이해하고 받아들여야 한다. 귀화가 되기 위해서는 병 없이 건강해야한다. 따라서 젊어서부터 건강을 잘 계획하고 설계해야 한다.《20세부터 시작하는 병 없이 사는 법》을 집필하게 된 것도 바로 이런 연유에서다.

나이 듦을 말할 때 꼭 하고 싶은 이야기가 있다. '건(健)테크', 더 나아가 '두(頭)테크' 부자가 되자는 것이다. 현대사회는 부자가 되기 위한 재테크, 즉 '부(富)테크'의 시대다. 하지만 이제는 부테크만으로는 안정된 행복을 꿈꾸기 어렵다. 왜냐하면 아무리 돈이 많아도 건강을 잃으면 소용이 없기 때문이다. "돈을 잃는 것은 조금 잃는 것이요, 명예를 잃는 것은 많이 잃는 것이요, 건강을 잃는 것은 모두 다 잃는 것이다"라는 옛말도 있지 않은가. 돈을 모으는 부테크만이 아니라 자신의 건강에 먼저 투자하는 '건테크' 부자가 되는 것이 진정한 행복을 위한 길임을 잊지 말자.

그런데 이 건테크도 좀 더 적극적이고 주체적인 실천을 행함으로써 '두테크'로 변환시켜야 한다. '두테크'란 필자가 만든 신조어인네, 우리의 머릿속에 창조적인 '생각의 빌딩'을 세우고 미래의 자산인 '발전적인 아이디어'라는 머릿속의 펀드와 주식에 끊임없이 투자한다는 두뇌 재테크의 개념이다. 즉, 외적 재산만이 아니라 끊임없이 재생산이 가능한 내적 재산을 만들어가자는 말이다. 그러니까 앞으로는 건강이라는 고기를 본인 스스로 낚을 수 있기 위해 자신의 건강을 본인 스스로 경영하고 설계할 수 있는 '두테크'의 단계로까지 발전시켜야 하는 것이다. 즉, '부테크(부자 재테크)→건테크(건강 재테크)→두테크(두뇌 재테크)'로 발전해야 한다고 본다.

이젠 누구나 자신의 건강수명을 스스로 설계하고 몸소 실천할 수 있는 건강 전문가가 되어야 한다. 이것이 곧 내가 설계하고 내가 만드는 건강수명이다. 전문가의 여부는 단 한 가지, '실천하느냐, 하지 않느냐'라는 그 미묘한 1%의 차이에서 비롯된다. 1%의 차이가 건강수명을 늘릴 수 있느냐, 없느냐를 결정짓는다는 사실을 항상 명심해야 한다.

우리 국민들의 건강에 대한 지대한 관심으로 볼 때, 이제는 우리나라의 상황과 체질에 맞는 대한민국만의 독창적인 '건강수명 설계도(The Plan of Healthy Life Expectancy in Korea)'가 필요한 시점이 되었다. 가장 한국적인 것이 가장 세계적인 것이 될 수 있다는 말이 건강 분야에도 마찬가지로 통한다고 본다. 그리고 이러한 대한민국의 건강수명 설계도가 더 나아가 전 세계인의 건강지킴이 역할까지 해주기를 기대해 본다. 우리나라가 건강수명에 있어서 세계 최고의 선진국이 되었으면 하는 마음 간절하다.

끝으로 국민건강과 홍익인간의 정신으로 지혜롭게 자비를 실천하는 것을 일념으로 살아가고자 하는 나는 이 책이 실제로 많은 사람들의 건강을 증진시키는 데 도움이 되었으면 한다. 또한 책을 통해서 계속 공부할 수 있는 기회를 주시고 소중한 학문적 성과를 세상 사람들과 함께 공유할 수 있도록 배려해 주신 김영사 박은주 대표님을 비롯하여 책을 마무리할 때까지 도와주신 모든 분들께 진심으로 깊은 감사의 말씀을 전한다.

모든 사람들의 건강장수를 바라며

한의학박사·의학박사 박주홍

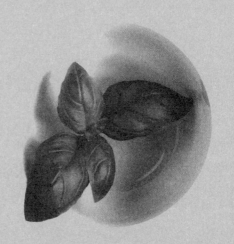

01. 당신은 건강을 위해 무엇을 하고 있습니까

우리는 건강해지려고 할 때 항상 남들과 다른 99%의 건강 비법을 찾으려고 노력한다. 그러나 건강의 비밀은 남들과 다른 거창한 99%의 차이에 감추어진 것이 아니라 자신의 건강수명을 본인 스스로 설계하여 실천하고자 하는 사소한 1%의 건강에 대한 인식의 전환에 달려 있다.

즉, '그러려니…' 하고 아무렇게나 대충 생활하지 않고 20대, 30대, 40대, 50대, 60대, 70대, 80대 등 연령대에 맞는 식생활습관, 생활습관, 운동법, 질병예방법, 체질 등의 건강 계획을 미리 꼼꼼하게 수립하고, 자신의 연령대에 맞게 건강수명 수칙을 꾸준하게 실천해 나가는 것이 바로 건강이라는 보물을 내 것으로 만드는 최고의 비밀이라는 의미이다.

사실 건강한 사람과 그렇지 못한 사람은 1%가 분명 다르다. 곧 자신의 건강수명 설계도를 미리 만들어서 이를 실천하는 사람이 바로 건강한 사람이다. 결론적으로 '건강의 비밀 1%'는 '내 몸의 주인은 의사가 아닌 바로 나 자신이라는 인식에 토대를 두고 자신의 건강수명을 본인 스스로 직접 설계하여 실천하는 건강 전문가가 되는 것'을 가리킨다. 이 '건강의 비밀 1%'를 자석에 비유하자면, 이 1%라는 자석은 내 몸의 건강, 내 마음의 건강, 개인의 건강, 사회의 건강, 더 나아가 국가의 건강을 내 쪽으로 끌어당겨서 대한민국 국민들의 건강수명을 세계 1위로 끌어올려 줄 것이다.

건강수명은

왜 중요한가?

건강하게 사는 것과 오래 사는 것, 이것은 인간의 가장 오랜, 그리고 인류가 존재하는 한 지속될 두 가지 소망으로 현대사회로 올수록 이에 대한 갈망은 더 강해지고 있다. 의료 기술의 발달로 수명은 연장되었지만 그에 비례하여 욕망도 커졌고, 병적 요인과 질병도 늘어났기 때문이다.

늘어난 평균수명만큼 삶의 질도 높아졌다고 확신할 수 있을까?

아마도 '예스'라고 답하기 어려울 것이다. 풍요로워지고 편리해진 생활에 비해 우리가 느끼는 삶에 대한 만족도는 줄어든 것으로 각종 연구결과와 사회현상에서 드러나고 있는 게 현실이기 때문이다.

경제적으로 훨씬 넉넉해지고 인간의 감각을 만족시키는 것들이 많아졌는데도 사람들은 점점 행복을 느끼는 횟수가 줄어들고 공허감에 빠져 있다. 그러한 현상은 아무래도 청년기보다는 중·장년층이 되면서 더 뚜렷해진다.

행복지수는 인간의 가장 기본적인 욕구인 건강·장수와 밀접한 관계를 가진다. 행복지수가 높을수록 건강하고 오래 살 수 있는 확률이 높다. 행여 돈으로 수명을 연장한다 하더라도 그것은 행복과는 거리가 먼 상태로 진정한 건강수명 연장이 아니다. 행복의 질이 낮아진 상태에서 단순히 삶의 기간만 연장되는 것을 바라는 사람은 아무도 없다. 우리가 진정 바라는 것은 건강하고 오래 행복하게 사는 것이다.

건강을 잃게 되면 당사자의 삶뿐만 아니라 그 가족의 행복까지 파괴된다. 더욱이 그들이 속해 있는 사회에도 부정적인 영향을 미친다. 아무리 똑똑하고 뛰어난 사람이라 할지라도 건강하지 않으면 그 능력을 제대로 발휘할 수 없으며, 가족과 사회를 행복하게 만드는 게 아니라 오히려 불행하게 만든다.

그래서 많은 사람들이 자신과 가족의 행복한 삶을 위해 운동을 하고 담배를 끊고 식생활을 관리하는 등 건강관리에 애쓴다. 그런데 문제는 건강에 대한 관심도가 높아졌음에도 불구하고 여전히 많은 사람들이 건강을 해치는 생활을 한다는 것이다.

그 이유는 무엇일까?

바로 자신의 건강을 의사에게 맡기고 있기 때문이다. 돈이 많든 적든, 지위가 높든 낮든, 자신의 건강을 지킬 수 있는 사람은 바로 자신이라는 생각을 잊어서는 안 된다. 아무리 뛰어난 명의도 자신의 건강을 지켜줄 수 없다. 혹여 수명을 연장시켜줄 수 있을지는 몰라도 '건강수명'을 보장해주진 않는다. 게다가 의사가 연장시킬 수 있는 수명에도 한계가 있다.

몸소 실천하는 건강수명

그렇다면 도대체 '건강수명'이란 무엇이며, 왜 중요할까? 단어 자체만으로도 어느 정도 짐작할 수 있겠지만 자세히 알아보자.

'건강수명'이란 일반적으로 평균수명에서 질병이나 부상으로 인해 활동하지 못하는 기간을 뺀 것이다. 즉, 평균수명에 삶의 질이라고 할 수 있는 건강상태를 반영시킨 것으로 쉽게 이야기하면 단순히 얼마나 오래 살았느냐가 아니라 실제로 활동을 하며 건강하게 산 기간이 어느 정도인지를 나타내는 지표이다. 선진국에서는 건강수명이 평균수명보다 더 중요한 지표로 인용되고 있다.

한국보건사회연구원의 '제3차 국민 건강 영양조사 심층 분석' 보고서에 따르면 2005년 한국인의 건강수명은 평균수명인 79.4세보다 무려 10세가량이 적은 68.6세(남성 67.4세, 여성 69.6세)이다. 이것은 어르신들이 평균수명을 다 채운다고 가정했을 때 가장 건강해야 할 시기인 마지막 10년을 각종 질병과 부상 등으로 고통스런 삶을 살고 있음을 말한다. 이렇게 병들고 불편한 몸으로 생의 마지막 10년을 산다면 얼마나 괴로운 일이겠는가?

그래서 건강재테크 즉, 건(健)테크가 필요하다. 또한 평균수명으로 보면 여성(81.8세)이 남성(75.1세)보다 평균 6.7세를 더 살지만, 남녀 간 건강수명의 차는 여성 69.6세와 남성 67.4세로 2.2세에 불과하다. 거기에다 남녀의 평균수명과 건강수명 간의 차는 남성이 7.6세인데 비해 여성은 무려 12.2세로 나왔다. 이것은 여성이 남성보다 오래 살긴 하지만 관절염이나 우울증 등의 병과 싸우며 더 나쁜 건강상태에서 힘들게 여생을 보낸다는 분석을 가능하게 한다.

'2005년 OECD 사회지표 보고서'에 따르면 각국의 건강수명은 일본 75세, 프랑스 72세, 독일 71.8세, 영국 70.6세 등으로 높은 반면 우리나라는 OECD 16개국 중 14위에 머물고 있다. 또 우리의 건강수명에 영향을 미치는 질병과 그 질병을 예방할 경우 늘어나는 건강수명 년수도 조사되었는데, 먼저 암을 예방하면 건강수명이 71.2세로 2.6년 늘어날 것으로 예상됐고, 중풍(뇌졸중) 1년, 협심증과 심근경색 0.7년, 당뇨 0.6년, 고혈압 0.3년 등 병을 미리 예방하면 건강수명이 연장될 수 있을 것으로 나타났다.

따라서 이제는 고령인구가 질병으로 고통 받지 않고 '건강수명'을 유지하기 위한 새로운 보건의료 체계가 마련돼야 한다. 즉, 21세기 보건의료 정책은 삶의 질을 향상시키기 위해 국민의 건강수명 연장에 중점을 두어야 할 것이다. 물론 그에 앞서 개인이 먼저 깨닫고 몸소 실천해야 국가적 차원에서의 체계가 실용적이 될 것임은 두말할 필요가 없다.

몸의 주도권, 절대 뺏기지 마라

수명이 다할 때까지 건강한 삶을 살기 위해서는 자신이 몸의 진정한 주인이 되어야 한다. 그럼 어떻게 해야 몸의 주인이 될 수 있을까? 먼저 건강수명을 스스로 설계하고 그 설계에 따라 올바른 건강수칙을 실천해야 한다. 그리고 이것을 몸이 문제를 일으키기 시작하는 중·장년층부터가 아니라 건강한 20대부터 차근차근 시작해야 한다.

따라서 몸의 주인은 자신이라는 것을 알고 의사가 아니라 스스로 건강을 책임지고 챙길 때 건강수명을 늘릴 수 있다. 그런데도 많은 사람들이 그런 기본적인 사실을 망각하곤 한다. 건강과는 반대되는 방향으로 생활하면서 병이 들면 의사가 고쳐주길 바란다. 물론 우리 몸에 문제가 생기면 의사들이 그 부분을 어느 정도 치료해줄 수는 있다. 하지만 문제가 발생하기 이전으로 완벽하게 되돌릴 수는 없다. 즉, 삶의 질까지 보장해주지는 못한다는 말이다. 법이 최소한의 도덕을 보장해주듯이 의사들 또한 개인의 건강 유지를 최소한으로 도와줄 뿐이다.

기본적인 부분을 제외하고 나머지 실질적인 건강은 본인 스스로 조절해 나가야 한다. 물론 평소에 의사들과 긴밀한 협조와 상담을 하면 더욱 좋다.

병에 한 번 걸리면 이전의 상태로 100% 돌아간다는 것은 결코 쉽지 않다. 그러므로 처음부터 병에 걸리지 않게 미리미리 대비하는 자세가 중요하다.

일단 병에 걸리게 되면 몸의 주도권은 자신의 의지와 상관없이 의사들에게 돌아가게 된다. 이렇게 되면 환자들은 상대적으로 약자가 될 수밖에 없다. 그러나 자신의 건강수명을 주도적으로 설계하여 효율적으로 관리해온 사람들은 몸의 진정한 주인으로서 필요할 때만 의사들과 상담하면 된다. 젊은 시절부터 자신의 건강수명을 설계해온 사람과 아닌 사람의 차이는 처음에는 1% 정도의 미미한 차이일지 몰라도 시간이 흐를수록 극명한 차이를 가져온다는 사실을 명심해야 할 것이다.

건강수명 설계 원칙 18가지

1. 가능한 한 과로를 피하고, 불가피할 경우 적절한 휴식을 취한다.

2. 건전하고 자연스러운 성생활을 적절하게 즐긴다.

3. 금연하며, 간접흡연도 해로우므로 가능한 한 피한다.

4. 내 몸에서 일어나는 소리에 귀를 기울이며, 이상이 느껴지면 무시하지 말고 병원을 찾아 진찰받는다.

5. 미네랄과 비타민이 풍부한 음식을 매일 충분히 섭취한다.

6. 색깔이 진한 제철과일과 야채를 충분히 섭취하고, 지방은 적절하게 조절한다.

7. 술은 적당히 마신다.

8. 스트레스를 적절하게 해소하고 많이 웃는다.

9. 약물에 지나치게 의존하지 않는다. 꼭 필요한 경우에는 정량과 정법

을 지켜 복용한다.

10. 올바른 칫솔과 치실로 매일 치아를 깨끗이 닦는다.

11. 운동을 규칙적으로 꾸준히 한다.

12. 이 세상 최고의 보약인 아침식사를 꼭 챙겨 먹는다.

13. 시간을 내서 일광욕을 매일 일정 시간 동안 한다.

14. 자신의 정상 체중을 유지하여 비만이 되지 않도록 주의한다.

15. 주기적인 혈압 체크를 통해 정상 혈압을 유지한다.

16. 직업과 관련된 모임뿐만 아니라 일과 관련 없는 사교모임도 부담 없

    이 즐긴다.

17. 출처가 불분명하고 불필요한 건강보조식품을 먹지 않는다.

18. 하루 7~8시간 정도 충분히 규칙적으로 잔다.

건강수명은

실 천 하 는 자 의 몫

건강수명 설계는 왜 필요한가?

어떤 상태이든 그저 살아 있다고 해서 행복한 게 아님을, 오히려 장수 자체가 불행일 수도 있음을 우리는 잘 안다. 진정으로 행복한 삶을 누리기 위해선 건강한 상태에서 삶을 즐길 수 있는 '건강수명'이 늘어나야 하는데 쉬운 일은 아니다. 더구나 요즘에는 각종 성인병 등이 늘어났을 뿐만 아니라 완치마저 어려워 고통받는 수명인 '고통수명'이 늘어나고 있다. 또한 45세만 넘으면 직장에서 밀려나는가 하면 노후대책마저 불안정하여 정신적으로 불안해하고 따라서 우울증에 시달릴 확률 역시 높아지고 있다. 건강수명 설계의 중요성이 높아지는 대목이다.

현대를 살아가는 우리는 과거에 비해 누릴 수 있는 것도 많아졌지만 그만큼 스트레스 요인도 많아졌다. 인간의 삶 거의 모든 부분에 서열이 정해지고, 그 대가로 돈을 비롯하여 비교 가능한 것들이 지불되는 탓에 개인의 성향을 떠나 늘 경쟁의 장(場)에서 살게 된다. 당연히 스트레스의 연속이다. 다른 사람이나 사회가 정해 놓은 기준에 따라 자신의 가치를 정하기 쉬운 환경이기 때문에 자존감(自尊感)을 갖기 어려운 시대이다.

그 때문에 많은 사람들이 인정받으려고 기를 쓰고, 성공하기 위해 여러 가지 계획을 세운다. 성공의 내용은 공부를 한다든지 돈을 번다든지 등 다양하다. 그렇다면 왜 성공하려고 하는 것일까? 그 궁극적인 이유는 단 한 가지, 건강하고 행복한 삶을 살기 위해서가 아니겠는가? 여기서 우리는 건강수명 설계의 중요성을 확신할 수 있다. 돈을 벌거나 자신의 재능을 연마하는 등의 계획을 세우고 실천하기 위해서는 가장 먼저 건강수명을 설계해야 하는 것이다. 왜냐하면 건강해야만 자신이 하고 싶거나 해야 하는 일을 할 수 있으며 궁극적으로는 행복해질 수 있기 때문이다.

특히 급속도로 고령화가 진행되고 있는 우리나라는 선진 고령화 사회와 달리 건강수명의 증가 속도가 평균수명의 증가 속도를 따라가지 못하고 있다. 사는 마지막 순간까지 건강한 삶을 유지하기 위해서는 단순히 오래 사는 것(量)보다는 어떻게 살다가 가느냐(質)에 삶의 무게를 두는 개개인의 노력이 반드시 필요하다. 그리고 요즘 같은 저출산·고령화 사회에서는 은퇴 시점을 늦추고 생산적인 노동 인구를 확보하게 된다는 측면에서 볼 때도 건강수명의 설계와 실천은 매우 중요하다.

건강과 질병, 그 1%의 차이

건강수명을 설계하고 실천하는 일은 이 세상에서 가장 중요한 장기 적금을 드는 일에 비유할 수 있다. "시간이 곧 돈이다"라는 말이 있듯이 이 건강재테크라는 적금은 시간이 많이 쌓일수록 더 큰 효용을 우리에게 가져다주기 때문이다. 이 말은 곧 건강수명을 늘리기 위한 노력은 일상생활에서 꾸준하게 이뤄져야 한다는 뜻이다. 이제부턴 자신의 건강재테크 통장을 20대부터 미리 만들어서 매일매일 꾸준하게 건강이라는 돈을 적금하자. 이것이야말로 가장 확실한 노후 대비가 될 것이다.

우리의 건강수명을 줄이는 5대 질병은 암, 중풍(뇌졸중), 심장병, 당뇨병, 비만 등으로 이것들은 모두 '생활습관병'이다. 생활습관에 의해 걸리는 병, 즉 그 사람이 어떻게 생활하느냐에 따라 그 질병에 걸릴지 말지가 결정 난다는 말이다. 그렇다면 그런 병에 걸리는 사람들과 그렇지 않은 사람들의 생활이 엄청나게 다르냐 하면 그것은 결코 아니다. 아주 근소한 차이, 굳이 수치로 말하자면 겨우 1% 정도의 사소한 생활습관의 차이가 모이고 모여서 이러한 큰 병들을 일으킨다. 즉, 건강과 질병을 구분 짓는 것은 큰 차이가 아닌 1%의 지극히 작은 생활습관들에 의한 결과라는 말이다.

　여기서 다시 한 번 분명하게 짚고 넘어가야 할 것은 이런 것들을 '안다'고 해서 해결되는 것은 아니라는 사실이다. 뻔한 얘기지만 알면서도 실천하지 못하기 때문에 이루지 못한 일들이 우리 인생에는 너무 많다. 건강도 마찬가지다. 어쩌면 실천하느냐 못하느냐의 차이가 가장 분명한 결과로 나타나는 것이 건강 문제가 아닐까. 건강에 나쁘다는 것을 알면서도 흡연을 하거나 밤늦게 자극적인 음식을 먹거나, 의사에게 걷기 운동을 권고받고도 게을리 한다면, 고혈압이나 동맥경화 등 성인병의 공격을 받아 쓰러져도 어쩔 수 없다고 생각했다는 말밖에 안 된다.

　건강하고 활기찬 삶을 원한다면 자신의 몸이 보내는 신호에 귀 기울이고, 건강 지식을 공부하여 내 몸이 원하는 게 무엇인지 정확하게 인지해야 하며, 알게 된 것에서 그치지 말고 생활에서 실천할 수 있는 자신만의 건강 지혜를 가져야 한다.

THE SECRET TO HEALTH
연령별 건강수명 설계　현재의 건강진단 상태와 앞으로 주의해야 할 질병

1. 20대 설계_평생을 건강하게 살기 위한 탄탄한 기초 설계

　젊음이 영원하리라는 막무가내식의 생각으로 개념 없이 생활하기보다는 20대부터 평생의 탄탄한 건강 공사를 설계한다는 생각으로 몸을 소중히 여기고 건강에 대한 올바른 인식이 필요하다. 이 시기에 주의해야 할 것은 흡연과 교통사고이다.

2. 30대 설계_미래를 대비한 건강한 생활습관 형성

30대의 건강관리 여부에 따라 40대 이후의 성인병과 생활습관병의 유무가 결정되므로 건강한 생활습관을 차근차근 형성해 가야 할 것이다. 각종 암의 원인이 되는 담배를 가급적 끊고 술도 절주하는 것이 좋다. 심폐 지구력과 근력을 향상시켜주는 조깅이나 수영과 같은 운동으로 장년기 건강을 설계하도록 한다.

30대에 신경 써서 체크해야 할 것으로는 갑상선 이상, 대변, 혈압, 자궁경부 세포진(여성) 관련 검사와 위내시경 검사 등으로, 매년 받는 것이 바람직하다. 또한 35세 이상은 녹내장 예방을 위해 안압, 시신경, 시야 검사를 정기적으로 받는 것이 좋다. 당뇨, 콜레스테롤 검사도 염두에 두어야 한다.

3. 40대 설계_생활습관병에 대한 정기검진 시작

돌연사가 많은 40대는 1~2년 주기로 건강검진을 하는 게 좋으며 비만 예방을 위해 역시 규칙적으로 운동하는 습관이 중요하다. 운동은 걷기, 조깅 등의 유산소운동과 근력을 강화하는 운동을 병행하는 것이 체력 증진을 위해 바람직하다. 또한 각종 스트레스가 집중되는 시기이므로 항상 유쾌하고 긍정적인 생각을 하려 노력하며, 복부 비만이 생기기 쉬운 시기이므로 비만 예방에도 더욱 힘쓴다.

4. 50대 설계_면역력을 강화하며 매년 건강검진 실시

면역력이 떨어져서 각종 암이 잘 생기는 시기인 50대는 암과 관련한 여러 가지 검진이 필요하다. 특히 여자는 폐경증상과 골다공증 검사를 한다. 과음, 과식, 스트레스를 피하며 충분한 수면과 휴식을 취하도록 한다. 식생활은 소식(小食)을 습관화한다. 성인병 예방과 치료를 위해서 평소 심장 기능을 향상시켜주는 스트레칭이나 조깅 같은 쉽게 할 수 있는 운동을 생활화한다.

5. 60대 설계_성공적인 노화 준비와 건강 증진에 힘씀

성공적인 노화를 준비하기 위하여 난청, 백내장, 우울증, 퇴행성관절염, 성기능 저하, 성장호르몬 등의 검사를 실시한다. 65세 이상의 어르신들은 신체의 모든 장기 기능이 떨어지게 되므로 고통받고 있는 질병에 따른 합병증을 예방할 수 있는 건강검진이 반드시 필요하다. 특히 중풍(뇌졸중), 치매, 심장병 검사는 성공적인 노화를 위해 꼭 실시한다. 적절한 두뇌활동을 해주며 무리한 운동을 하기보다는 나이에 맞게 가벼운 조깅이나 유연체조 등을 하는 게 좋다.

6. 70대 이상 설계_무리한 건강 증진보다는 자연과의 조화를 통한 건강 유지에 주력

이때까지 관리해 온 건강을 잘 유지하기 위해 충분한 영양섭취, 규칙적인 운동, 적절한 두뇌활동에 주력하는 게 좋다. 인위적인 건강 증진보다는 몸 안의 자연치유력을 극대화시키는 생활습관이 필요하다. 또한 심리적으로 행복해질 수 있는 봉사와 같은 사회활동을 계속하는 것이 건강에 유익하다. 자주 웃고 대화를 많이 나누며 늘 긍정적인 생활태도를 견지하는 것이 좋다.

미래학자인 레이 하몬드는 최근 그의 저서 《2030년의 삶》에서 2030년이 되면 평균수명이 130세가 된다고 예측하였다. 만약 그의 예측대로라면 2030년에는 대부분의 사람들이 150년을 사는데 "재수 없으면 130세에 죽는다"라는 말을 할지도 모르겠다. 중요한 것은 인생은 70부터라는 생각으로 활기찬 생활을 하는 게 좋으며, 이제 겨우 인생의 절반밖에 살지 않았다는 긍정적인 마인드가 건강에 많은 도움이 된다.

건강의 핵심은 치료가 아닌
예방에 있다

중요한 건 치병이 아닌 치미병이다

건강하고 싶으면 적극적으로 나서는 것이 중요하다. 말로만 건강, 건강하지 말고 적극적이고 주체적으로 건강 생활을 실천하자는 것이다.

건강을 위한 적극적인 방법이 바로 본인만의 건강 소프트웨어를 머릿속에 20대부터 끊임없이 저장하고 개발시켜 두는 개념인 '두(頭)테크'이며, 두테크의 핵심은 치미병(治未病, 병이 나기 일보 직전의 상태에서 미리 예방하고 조기 치료함)이다. 두테크의 핵심을 다시 정리하자면, 질병을 미리 예방하고 건강을 더욱 증진시키는 치미병에 중점을 두는 것이다. 병이 생기고 난 다음에 뒤늦게 치료하는 치병(治病)보다 한 걸음 앞선 태도라 하겠다. 이러한 치미병의 태도로 살아갈 때 삶의 질은 향상되고 건강수명은 늘어나게 된다.

앞으로의 의료는 '치병'이 아닌 질병의 싹을 미리 없애는 '치미병'에 집중되어야 한다. 병을 키워 환자들이 극심한 육체적 고통뿐만 아니라 고가의 의료비 부담까지 겪지 않기 위해 '질병'이라는 태풍을 미리 대비하고 예방하는 방향으로 나가야 하는 것이다.

치병에 드는 비용은 단순히 개인적인 문제가 아니다. 국가적 차원에서도 국민 의료비를 절감해야 한다. 그러기 위해서는 의료인들의 역할이 중요하다. 일부 의료인들은 '치료가 아닌 예방에 치중하면 환자가 많이 생기지 않을 텐데 어떻게 병원의 수익을 창출하겠는가'라는 의문을 가질지도 모른다.

기존의 치료 위주의 병원 시스템에서 병원의 주요 고객은 환자들이다. 병원에 가보면 아픈 사람들이 이렇게 많나 싶은 생각이 들 수도 있겠지만 사실 환자는 국민의 30% 이하다. 이것은 곧, 치료가 아니라 예방에 집중하는 시스템을 갖춘 '건강병원'이 나머지 70% 이상의 건강한 국민들을 주요 고객으로 수용할 수 있다는 말이다. 질병예방과 건강증진의 차원에서 병원을 찾는 현상이 자리 잡게 되면 고객 입장에서도 건강을 지키면서 돈도 절약할 수 있어 좋으며, 병원은 병원대로 더욱 번창하게 될 것이다. 또한 잠재적인 환자들을 줄이는 바람직한 결과도 가져올 것이다. 현재 필자가 운영 중인 '건강수명증진센터(HLEPC, Healthy Life Expectancy Promotion Center)'의 설립 취지도 바로 이런 이유에서다. 이제는 병이 나고 난 다음에 치료를 해주는 것이 중요한 게 아니라 병에 아예 안 걸리도록 해주는 것이 병원의 가장 중요한 역할이 되어야 한다.

질병예방과 건강증진의 차원에서 우리의 한의학은 의미가 있다. 왜냐하면 환자 각 개인에 맞는 체질 진단과 치료, 그리고 변증론치(辨證論治)를 통해 미리 성인병의 공포로부터 해방될 수 있는 치료이기 때문이다. 또한 환자 개인에 맞는 '맞춤형 치료'를 통해 미리 질병을 예방하고 건강을 더욱 증진시키는 '치미병'을 할 수 있어 미래의 건강수명도 늘릴 수 있는 장점이 있기 때문이다.

질병이 아닌 환자라는 사람을 먼저 보자

임상에서 환자를 치료하면서 나는 《동의수세보원》을 집필한 이제마 선생이 강조하던 사상체질을 토대로 한 한의학적 치료법의 효과를 실감한다. 질병 하나하나에 따라 약과 치료가 달라지는 현대의학과 달리 사상체질 구분에 의한 한 가지 약물 처방으로 체질을 바꾸고 강화하는데, 예를 들어 어떤 환자들의 경우는 비만, 빈혈, 고지혈증, 변비, 우울증 등의 여러 증상이 동시에 치료될 수도 있다. 이러한 치료는 환자들의 건강수명 증진에도 큰 도움을 줄 수 있다고 믿는다. 질병만이 아닌 환자를 위주로 치료함으로써 그 환자가 먼 미래에도 건강을 계속 유지할 수 있도록 해주기 때문이다. 이것이 바로 한방 치료의 장점이라고 생각한다.

한의학의 사상체질론(四象體質論)과 고대 서양의학의 체질론에서는 의사가 환자를 치료할 때 질병만 보아서는 안 되고 반드시 '질병과 환자', '부분과 전체'를 같이 통합하여 보아야 함을 강조[1]하였고, 이는 질병명에 지나치게 매달리는 바람에 환자의 호소를 놓칠 수 있는 현대 의료의 문제점을 지적한 것이라 할 수 있다. 특히 한의학의 사상체질론을 창안한 이제마는 질병과 환자뿐만 아니라 더 나아가서 사회의 병폐까지 고칠 수 있는 의사가 진정한 의사임을 강조하고 있다.

특히 한의학의 사상체질론에는 질병 자체보다는 환자 전체에 관심을 두는 미래의학인 고객 맞춤의학의 기틀이 내재되어 있다.[2]

잘못된 의학상식이 오히려 병을 쑥쑥 키운다

가끔 환자들 중에는 의사를 신뢰하지 않거나 심지어 의사에게 오히려 의학상식을 가르치려는 사람들이 있다. 인터넷의 발달로 인해 너 나 할 것 없이 정보의 홍수 속에 살게 되었기 때문이다. 그런데 건강에 도움이 되는 정보도 있지만 오히려 해가 되는 정보도 많다. 문제는 사람들이 정확하지 않은 의학상식을 너무 간단히 믿어버린다는 데 있다. 예를 들어 패션이나 헤어스타일은 잘못된 정보를 무조건 받아들여도 그저 보기에 안 좋을 뿐이지만 의학상식의 경우에는 자신의 건강을 해칠 수도 있다는 사실을 잊지 말아야 한다.

본인의 건강을 지키기 위해서는 불확실한 광고와 정보에 휩쓸리지 말아야 한다. 병을 야기하는 나쁜 생활습관에서 벗어나는 것이 가장 우선되어야 할 일이지만, 병이 나기 전에 항상 의료인들과 긴밀한 관계를 유지하면서 정확하게 자신의 몸 상태를 파악하여 미래의 건강까지도 미리 설계해 가면서 현재의 부정적 요인을 치료해 나가는 것이 중요하다. 그래야만 본인의 건강수명을 긍정적으로 늘려갈 수 있으며 결과적으로 삶의 질도 향상시킬 수 있다. 그리고 그렇게 되었을 때 미래의 보건의료비 지출도 절감될 것이다. 우선은 약간의 비용이 지불된다 하더라도 길게 보면 더 많은 비용을 지출해야 하는 상황을 방지하는 것이므로 오히려 경제적이라는 사실을 알아야 한다.

병명이 아니라 증(證)을 살피자

기능보다는 구조를 중요시하는 서양의학에서의 치료는 소위 '신경성'이라 하는 기능성 장애(functional disorder)의 경우 별 치료 방법이 없다고 해도 과언이 아닐 것이다. 왜냐하면 기능성 장애는 CT, MRI 등 양방병원의 각종 장비로 검사하여도 뚜렷한 이상이 발견되지 않으면서 본인은 괴로움을 호소하는 증상들로 현재의 서양의학적 진단으로는 유감스럽게도 그 원인을 다 밝혀낼 수 없기 때문이다. 그런데 불행하게도 병원으로 오는 환자의 50% 이상이 이러한 기능성 장애를 앓고 있는 것으로 알려져 있다.[3]

기능성 장애로 인한 증상들은 CT, MRI 등과 같은 소위 첨단 장비로도 병명이 나타나지 않는다. 이런 경우 여러 병원을 옮겨 다니며 시

간과 돈을 축낼 게 아니라 기능성 장애에 대해 철저한 변증론치 체계
가 오랜 세월을 거쳐 확립되어 있는 한방 치료를 받아야 한다. 한방에
서는 변증론치(辨證論治)라 하여 병명(病名)보다는 병의 증(證)을 위주
로 치료하기 때문에, 병명이 나오지 않는 기능성 장애로 인한 환자의
고통을 없앨 수 있으며 장차 이것이 암 등의 기질적(구조적) 장애로 악
화되는 것을 방지할 수 있기 때문이다. 따라서 서양의학적 진단으로
는 병명이 나오지 않지만 괴롭다면, 이는 병이 없는 것이 아니라 잠재
적인 병을 키우고 있는 상황이므로 한방으로 치료(치미병)하는 것이
현명하다고 하겠다.

사상체질별 추천 건강음식, 운동, 한방 약차

바람직한 식생활을 통해 '의식동원(醫食同源)'의 본래 취지를 잘 활용하기 위해서는 우선 자신의 체질에 맞는 음식을 정확히 알고 제대로 섭취하는 것이 중요하다.

체질	유익한 음식	해로운 음식	유익한 운동	유익한 한방 약차
소음인(少陰人, 신대비소 腎大脾小) 신(콩팥, 방광을 포함한 비뇨기 계통)의 기능과 구조는 지나치게 과잉하고 비(위를 포함한 소화기 계통)의 기능은 지나치게 약하여 비뇨기계와 소화기계에 이상 소견이 나타날 수 있는 체질	찹쌀, 파, 마늘, 생강, 고추, 부추, 고사리, 미나리, 상추, 감자, 김, 미역, 명태, 갈치, 조기, 멸치, 병어, 준치, 미꾸라지, 사과, 귤, 복숭아, 대추, 닭고기, 노루고기, 꿩, 벌꿀, 양고기	냉면, 돼지고기, 생맥주, 오징어, 밀가루음식, 참외, 수박, 차가운 빙과류	걷기, 골프, 볼링, 자전거 타기	계피차, 인삼차, 생강차, 꿀차, 쌍화차, 쑥차, 진피차(귤껍질차)
태음인(太陰人, 간대폐소 肝大肺小) 간의 기능(저장)과 구조는 지나치게 과잉하고 폐의 기능(소모)과 구조는 지나치게 부족하여 간(간, 쓸개)기능계와 폐(호흡기 및 기관지)기능계에 이상 소견이 나타날 수 있는 체질	멥쌀, 밀, 콩, 무, 도라지, 더덕, 쑥갓, 호박, 가지, 연근, 수박, 배, 밤, 잣, 은행, 살구, 도미, 청어, 명란, 잉어, 뱀장어, 쇠고기, 들깨(들기름), 콩기름, 계란반숙	개고기, 꿀, 닭고기, 돼지고기	속보(빨리 걷기), 달리기, 등산, 자전거 타기	칡차, 들깨차, 율무차
소양인(少陽人, 비대신소 脾大腎小) 비(위를 포함한 소화기 계통)의 기능과 구조는 지나치게 과잉하고 신(콩팥, 방광을 포함한 비뇨기 계통)의 기능과 구조는 지나치게 약하여 소화기계와 비뇨기계에 이상 소견이 나타날 수 있는 체질	보리, 팥, 녹두, 배추, 오이, 숙주나물, 돼지고기, 참외, 해삼, 굴, 게, 새우, 참기름, 계란	마늘, 생강, 파, 인삼, 고추, 겨자, 꿀, 개고기, 염소고기, 후추, 카레, 닭고기, 노루고기	달리기, 등산, 수영, 자전거 타기	구기자차, 녹차, 두충차, 복분자차
태양인(太陽人, 폐대간소 肺大肝小) 폐의 기능(소모)과 구조는 지나치게 과잉하고 간의 기능(저장)과 구조는 지나치게 부족하여 간(간, 쓸개)기능계와 폐(호흡기 및 기관지)기능계에 이상 소견이 나타날 수 있는 체질	메밀, 옥수수, 조개류, 복숭아, 포도, 감	겨자, 고추, 카레, 닭고기, 개고기, 노루고기, 염소고기, 술, 꿀	수영	녹차, 모과차, 머루차, 솔잎차

THE SECRET TO HEALTH

남녀노소를 위한 40가지 추천 건강식품

잘못된 식생활습관으로 인한 질병들을 예방하기 위하여 남녀노소별로 추천되는 건강식품을 아래에서 살펴보기로 한다. 이들 추천 건강식품들을 매일 꾸준하게 섭취한다면 보다 활기찬 하루를 보내고 따라서 우리의 건강수명도 꾸준하게 증진될 것이다. 이와 같은 '의식동원'의 내용들을 한방과 양방의 의학이론들과 함께 아울러서 표로 정리하면 다음과 같다.

성인 남성	효능 및 성분	성인 여성	효능 및 성분	노인	효능 및 성분	소아	효능 및 성분
굴	1. 세기부 (細肌膚, 사람의 살결을 보드랍게 함) 2. 미안색 (美顔色, 안색을 아름답게 함) 3. 아연 (남성호르몬 분비와 정자 생성 촉진) 4. 아르기닌 (발기를 유발하는 산화질소의 원료, 정자의 성분) 5. 타우린 (간의해독기능을 도와 피로 회복)	대추 (대조, 大棗)	1. 익기양비 (益氣養脾, 원기를 강화하며 비장 기능을 강화함) 2. 보비생혈 (補脾生血, 월경 등으로 인한 빈혈 예방) 3. 양심안신 (養心安神, 우울증에 감초, 보리와 함께 끓여 복용) 4. 비타민 P (노화 방지)	연어 (고등어)	1. 연어 : 오메가3 지방산 (혈중 콜레스테롤 수치를 떨어뜨려 동맥경화증, 노인성치매, 류마티스 관절염 예방) 2. 고등어:DHA (연어의 2배 함유, 기억력과 학습유지 효과, 노인성치매 예방, 수험생에게 좋음)	계란	1. 단백질, 비타민, 미네랄 등을 가진 완전식품 2. 소아들은 하루 1~2개의 계란을 섭취하면 좋음
낙지	1. 조혈기 (調血氣, 혈과 기를 조화시킴) 2. 타우린 (콜레스테롤 수치를 떨어뜨리고 혈액순환을 도와 정력을 강화) 3. 아세틸콜린 (기억력 등 뇌기	모과 (木瓜)	1. 서근활락 (舒筋活絡, 근육이 뭉친 것을 풀며 경락을 소통시킴) 2. 화위화습 (和胃化濕, 위장의 기능을 조화롭게 하고 몸의 습기를 제거함) 3. 여성의 유	견과류 (땅콩, 잣, 호두 등)	1. 리놀렌산 (불포화지방산이며, 몸에 나쁜 콜레스테롤인 LDL의 수치를 떨어뜨려 동맥경화 예방) 2. 엘라직산 (암의 진행과 촉진을 막아줌) 3. 비타민 E	다시마	1. 소아 뇌 발육에 도움, 지능 발달 강화, 망막 발육에 도움 2. 과량으로 먹기보다는 소량으로 자주 먹는 것이 좋음

당신은 건강을 위해 무엇을 하고 있습니까 37

성인남성	효능 및 성분	성인여성	효능 및 성분	노인	효능 및 성분	소아	효능 및 성분
	능 향상)		**선 발육 촉진**		(노화억제, 항암 효과)		
부추 (구채, 非荣)	**1. 구채신온제위열 능치골경청어혈**(韭菜辛溫除胃熱 能治骨鯁清瘀血, 부추는 맵고 따뜻하다. 위장의 열을 제거하며, 능히 골경[목에 가시가 걸린 것]을 치료하며 어혈을 없앤다) **2. 비타민 A, B₁, C 풍부** **3. 성기능에 필요한 미네랄인 셀레늄과 칼륨, 칼슘 풍부**	브로콜리	**1. 설포라판, 인돌** (대장암, 위암, 유방암 발생 억제) **2. 비타민 C, 베타카로틴, 섬유질**	녹차	**1. 폴리페놀** (발암물질과 결합하여 그 활성을 억제하는 항암효과) **2. 카테킨** (유해산소를 차단하여 암 예방) **3. 쓴맛과 떫은맛 성분** (위장 점막을 보호하며 위장 운동을 활발하게 하여 위암 발생률 떨어뜨림)	시금치	**1. 칼슘, 철분** (성장기 어린이들의 발육과 영양에 도움) **2. 비타민 A** (야맹증 예방)
마 (산약, 山藥)	**1. 산약감온선보중 이비지사 익신공** (山藥甘溫善補中 理脾止瀉益腎功, 마는 맛이 달고 약성이 따뜻하다. 소화기에 이로운 작용을 한다. 비장의 기능을 좋게 하고 설사를 멎게 하며, 콩팥 등 비뇨기의 기능을 강화하는 효능이 있다.) **2. 아르기닌, 미네랄, 비타민, 뮤신, 콜린 등의 상호작용으로 정력 증진**	쇠고기	**1. 보비위** (補脾胃, 소화기 계통인 비장과 위장을 보강함) **2. 자혈의** (滋血毅, 혈[血]을 자양하는 힘이 세다) **3. 엽산** (피부 미용과 탄력 유지에 도움) **4. 살코기** 지방 함량이 돼지고기의 1/5에 불과, 콜레스테롤 함량도 소량 → 다이어트 중인 여성의 건강 유지에 육류 중 최고의 건강식품	매실 (오매 烏梅, 매화 열매)	**1. 오매산온수렴폐 지갈생진 사리퇴** (烏梅酸溫收斂肺 止渴生津瀉痢退, 매실은 맛이 시며 약성이 따뜻하다. 폐의 기능을 수렴하며 갈증을 멈추고 진액을 생성한다. 설사를 멎게 한다) **2. 유기산** (소화촉진, 골다공증 예방) **3. 피크린산, 피루브산** (간의 해독기능 향상, 피로회복) **4. 삼독**	멸치	**칼슘, 타우린, 핵산, 회분** (성인병 예방, 성장기 아동, 노약자, 임산부에게 좋음)

성인 남성	효능 및 성분	성인 여성	효능 및 성분	노인	효능 및 성분	소아	효능 및 성분
					(三毒[물, 음식, 몸 속의독]을 풀어 주며 식중독을 예방)		
마늘 (大蒜)	1. 화육곡 (化肉穀, 육류와 곡식을 소화시킴) 2. 해독산옹 (解毒散癰, 해독하며 곪는 병증을 치료함) 3. 알리신 (혈관확장, 혈액순환을 원활하게 함, 콜레스테롤 수치를 떨어뜨림) 4. 알리티아민 (피로회복) 5. 호르몬 분비 촉진으로 정력 증진	현미	1. 토코트리에놀 (식이섬유: 만성 변비에 효과, 강한 항산화작용 : 성인병 예방) 2. 옥타코사놀 (콜레스테롤 수치를 떨어뜨림, 피로를 회복시켜주는 글리코겐을 증가시킴)	적포도주	1. 포도 껍질에 함유된 자주색 색소 (강력한항암작용) 2. 포도주의 떫은맛을 내는 탄닌, 폴리페놀 (몸에 이로운 콜레스테롤인 HDL을 활성화하여 동맥경화 예방)	사과 (임금, 林檎)	1. 임금산온치 곽란 담기갈리 두통산 (林檎酸溫治霍亂 痰氣渴痢頭痛散, 사과는 맛이 시고 성질이 따뜻하다. 토사 곽란을 치료하며, 담음, 기울[氣鬱], 갈증, 설사, 두통을 없앤다) 2. 비타민 A, 셀레늄 (시력을 좋게 함) 3. 퀘르세틴 (quercetin, 붉은 사과에 함유, 유방암 예방) 4. 소아에게 구운 사과를 먹이면 변비 치료 효과 5. 스트레스 완화, 우울증 치료 효과
장어	1. 오메가3 지방산 (혈전, 동맥경화 예방) 2. 단백질 (세포재생)	양배추	1. 비타민 K (골밀도를 높여 뼈를 튼튼하게 하므로 여성 건강에 중요) 2. 자주색 양배추 (식욕을 억제하므로 다이어트에 매우 좋다)	양파, 당근, 연근	1. 양파 콜레스테롤이 활성산소에 의해 산화되는 것을 차단하여 동맥경화 등 혈관 질환을 예방, 안토시아틴(바이러스에 대한 저항력 강화)	옥수수	1. 옥수수 전분을 밀가루 전분보다 많이 먹은 소아들은 충치에 덜 걸림 2. 비타민 A, B, E 3. 비타민 E, 레시틴 (노화 방지, 치매 방지)

성인 남성	효능 및 성분	성인 여성	효능 및 성분	노인	효능 및 성분	소아	효능 및 성분
					2. 당근 베타카로틴이 풍부하므로 항암효과 3. 연근 비타민 B12 (빈혈 예방과 치료), 철분, 비타민 C		
전복	1. 평간잠양 (平肝潛陽, 간화[肝火]를 내리며 양의 기운을 진정시킴) 2. 청간명목 (淸肝明目, 간의 화를 내려 눈을 밝게 함) 3. 아르기닌 (노화를 방지하는 성장호르몬 분비 촉진, 정자 생성 및 발기에 중요 작용)	오이	1. 하이드록시 말로닌산 (당분이 지방으로 전환되는 것을 억제하여 다이어트에 효과) 2. 비타민 E (노화 방지)	올리브 오일	1. 베타카로틴 (콜레스테롤의 수치를 떨어뜨리며 항암효과도 있음) 2. 다이어트에도 도움이 됨	완두콩	1. 단백질, 리놀레산 (근육, 뼈의 성장을 도우므로 소아 체력 보충)
참깨	1. 치정종창(治疗腫瘡, 부스럼과 종창을 치료함) 2. 숙보허손근력강 (熟補虛損筋力强, 익힌 것은 허손을 보하여 근력을 강하게 함) 3. 아연, 셀레늄 (성기능 강화) 4. 칼슘 5. 비타민 E (혈액순환 기능) 6. 비타민 B1 (탄수화물 대사	대두 (콩)	1. 이소플라본, 철분 (갱년기 증상 완화, 암 예방) 2. 토코페롤 (피로회복) 3. 레시틴 (혈관벽의 콜레스테롤을 없앰) 4. 사포닌 (노화 방지) 5. 피니톨 (당뇨 치료에 효과)	조개	1. 단백질, 미네랄, 타우린 (신진대사 촉진, 피로회복에 도움) 2. 구리, 철분, 비타민 B12 (빈혈 예방, 수험생 건강에도 유익)	우유	1. 당질, 지질, 단백질, 무기질, 비타민, 유기산, 효소 (소아의 왕성한 성장 촉진, 성인의 강한 체력 유지, 노인의 근육과 체력의 효율적 유지)

성인 남성	효능 및 성분	성인 여성	효능 및 성분	노인	효능 및 성분	소아	효능 및 성분
	를 도와 에너지를 만듦)						
토마토	**1. 라이코펜** (전립선 암 등 전립선 질환 예방, 면역 강화, 심혈관 질환 예방) **2. 비타민 C** (감기 바이러스와 스트레스에 대한 면역력 향상)	키위	**1. 비타민 C, E, K, 풍부한 섬유소** (저지방 식품으로 다이어트와 미용에 효과, 일명 '미용과일') **2. 아미노산, 판토텐산, 엽산, 티로신** (모발 건강에 좋음)	표고 버섯 (마고, 蘑菰)	**1. 열신개위** (悅神開胃, 정신이 좋아지게 하며 음식을 잘 먹게 함), 지토지사(止吐止瀉, 구토와 설사를 멎게 함)[(동의보감)] **2. 에리타데닌** (혈액순환을 도우며 혈중 콜레스테롤 수치를 떨어뜨려 고혈압, 심장병을 예방)	잣	**1. 단백질, 비타민, 불포화 지방산** (면역력 강화, 소아의 뇌와 신체 발육 촉진)
포도	**1. 포도감평비림투 익기강지 건발두** (葡萄甘平痺淋透 益氣强志乾發痘, 포도는 달고 성이 평하다. 근골 저림, 소변이 찔끔거림을 없앤다. 원기, 지력을 보강하며, 건포도는 두창을 발두시킨다) **2. 칼슘, 칼륨, 철분** (조혈작용) **3. 껍질의 자주색 색소** (강력한 항암작용)	해초류	**1. 파래** : 비타민 U (양배추의 70배에 해당, 위궤양, 급성 위염에 치료 효과), 마그네슘, 베타카로틴, 칼슘 (골다공증 예방, 피부 미용) **2. 미역** : 칼슘, 요오드, 섬유소를 함유한 저열량 알칼리성 식품 **3. 김** : 섬유소 (다이어트, 변비에 효과), 리보플라빈(질 내벽의 건조, 충혈, 성교통에 효과)	호박	**1. 능보중** (能補中, 능히 뱃속의 중기[中氣]를 보강함) **2. 베타카로틴, 비타민 B₂, C** (항산화 작용으로 혈관을 튼튼하게 하며 동맥경화 예방)	팽이 버섯	**1. 소아의 건강, 대뇌발육 촉진에 중요 2. 18가지 필수 아미노산** (뼈와 치아 발육 촉진, 구루병과 골다공증 예방) **3. 글루칸** (항암효과)

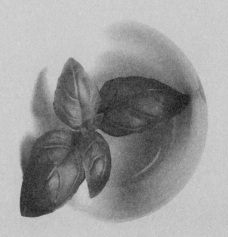

02. 음식,
건강을 만드는
자연의 명약

요즘에는 자신의 건강을 주도적으로 설계하여 실천하고자 하는 '똑똑한 환자'들이 많다. 이는 우리 국민들의 건강에 대한 높은 인식이 반영된 자랑스러운 현상이다. 《식객(食客)》이 영화와 드라마로 만들어지는 등 온 국민에게 사랑받는 것 역시 우리 국민들의 높은 건강의식 수준을 반영하는 것이다. 《식객》에서 예를 들자면 성찬과 봉주가 속했던 운암정의 운명을 갈랐던 간수의 유무에 따른 소금의 차이와 장독대의 위치 변화로 인한 '장맛의 변화', 60년 된 곰탕집의 비밀, 철저한 김치 전쟁, 쇠고기 전쟁 등 우리 먹을거리의 근본을 찾아 끝까지 추적하며 전통의 맛을 제대로 계승하고 발전시키기 위한 노력에 많은 사람들이 감동을 받았다. 이러한 제대로 된 음식을 만드는 데 쓰이는 재료와 숙성시키는 환경에 대한 남들과 다른 예리한 관찰들이 음식의 맛을 결정하듯 우리의 건강도 항상 내 몸을 스스로 연구하고 관찰하는 남들과는 다른 '두(頭)테크'의 자세가 중요하다. 우리는 《식객》을 통해서 "전통은 피와 영혼의 가장 핵심적인 부분이 전수되는 것이다"라는 말을 몸으로 느낄 수 있었다.

우리 먹을거리에 대한 이런 높은 인식과 관심이 있어야 우리나라가 더 성공하고 발전한다고 확신한다. 이와 같이 '의식동원'의 정신을 몸소 실천하는 국민이 바로 우리나라의 자랑스러운 국민들인 것이다. 이는 세계 어느 나라보다도 앞서 가는 건강 마인드가 아닐 수 없다. 잘 먹고 잘 사는 법을 제대로 알고 실천하는 민족이 바로 우리 민족이다.

식 생 활 이

건 강 의 열 쇠 다

먹을거리와 약은 같다

건강수명을 증진시키기 위하여 가장 중요하게 여겨야 할 것은 바로 우리가 매일 섭취하는 음식에 대한 식생활 설계일 것이다. 왜냐하면 우리가 살아가는 데 꼭 필요한 '의식주' 중에서 먹는 음식은 건강과 직결되기 때문이다.

한의학에서는 예로부터 '의식동원(醫食同源)·약식동원(藥食同源)'(의약과 음식은 그 뿌리가 같으니, 음식으로도 질병을 예방하고 고칠 수 있다)이라 하여 유난히 음식과 건강의 관계를 중요시했으며, 이제마의 사상체질론에서는 태소음양(太少陰陽)의 네 가지 체질별로 구체적인 체질 음식을 분류하여 섭생에 유의할 것을 강조하고 있다. 서양의학의 시조로 받들어지는 히포크라테스(Hippocrates, 기원전 460~370년 무렵)도 "음식을 당신의 의사 또는 약으로 삼으라. 음식으로 고치지 못하는 병은 의사도 고칠 수 없다"고 말했다. 2400여 년 전에 그가 한 말은 21세기에 접어든 현재에도 유효하다고 본다. 또한 고대 서양의학을 집대성한 갈레노스(Galenos, 130~200년)에게도 이러한 '의식동원(약식동원)'의 개념에 대한 인식이 있었다. 이처럼 한의학 사상체질론의 섭생법과 고대 서양의학 체질론의 섭생법은 그 구체적인 내용에 있어서 완전히 일치하지는 않지만 '음식과 약은 같다'라는 인식에 있어서는 서로 공통점이 있다고 볼 수 있다.[4]

음식은 단순히 입과 기분을 즐겁게 하는 게 아니다. 건강수명의 설계에 있어서 가장 먼저 고려해야 할 것이 식생활 설계이다. 병에 걸린 다음 잘 치료하는 것보다 병에 걸리지 않도록 예방하는 것이 바람직하다는 것은 어린아이들도 잘 아는 사실일 텐데, 병에 걸리지 않고 건강한 몸을 유지하는 데 음식의 역할은 참으로 크다. 이와 같이 질병을 예방하고 치료하는 의사와 약 역할을 하는 것이 바로 음식이다.

먹을거리는 가장 좋은 질병 예방책

많은 사람들이 어떤 일이 닥치기 전에 미리 대비하지 못하고 일이 생기고 나서야 대처하는 경향이 있다. 게다가 혼이 나고서는 다시는 그러지 말아야지, 유비무환의 자세로 살아야지 하면서도 지키지 못한다. 그런데 다른 그 어떤 문제보다 건강에 있어서 이런 늑장 대처는 장차 큰 병을 일으키게 마련이고, 그 결과는 돌이키기 힘든 결과를 가져올 수 있기 때문에 더 늦기 전에 신경을 써야 한다. 즉, 우리의 몸에 이상이 오기 전에 평소 질병과 밀접한 관련이 있는 먹을거리부터 유의하는 생활습관을 갖는 것이 중요하다.

보통 몸에 이상이 오면 그때부터 먹는 음식을 가리고 식단조절을 한다. 하지만 그때는 이미 음식조절만으로 역부족일 경우가 많다.

질병에 걸려서 그 병에 대한 처방을 받은 후에 식습관을 바꾸는 것은 건강수명을 늘리는 데 큰 도움이 되지 않는다. 그 순서가 틀렸다는 것이다. 질병에 걸리지 않도록 미리 식습관에 대한 처방이 이루어지는 게 훨씬 더 바람직하다. 왜냐하면 잘못된 식습관이 질병을 일으키기 때문이다. 따라서 건강수명을 늘리고 싶다면 의사를 찾는 것보다 먼저 먹을거리를 살피고 몸에 좋은 것들을 잘 섭취해야 한다.

음식을 섭취함에 있어 가장 기본적으로 신경을 써야 할 부분은 얼마만큼의 칼로리를 섭취하느냐이다. 더도 덜도 말고 적당한 칼로리를 섭취해야 건강에 좋다. 일반적으로 각 개인은 누구나 자신에게 꼭 필요한 칼로리의 양이 있는데, 자신의 체중과 건강상태에 맞게 칼로리 양을 조절해서 음식을 섭취해야 한다. 그렇다고 무조건 칼로리의 양만 맞으면 되는 것은 아니다. 같은 칼로리라도 섭취하는 방식에 따라 즉, 곡물과 당분 중심이냐, 생선, 야채, 육류 등을 골고루 먹느냐에 따라 영양 면에서 질적인 차이가 있을 수 있으니 잘 고려해서 섭취해야 건강수명을 늘릴 수 있다.

그리고 음식을 섭취할 때는 절대로 편식해서는 안 되며 조리방법이나 간 맞추기도 건강상태를 고려하여 적절한 방법을 골라야 한다. 건강수명을 늘리기 위해서는 평소에 곡물 섭취를 줄이고 부식(반찬) 섭취를 많이 하는 것이 좋으며, 야채를 충분히 섭취하는 것이 좋다. 그리고 한식은 간장, 고추장, 된장 등으로 인해 염분이 필요 이상으로 많아질 수 있기 때문에 가능한 한 조리할 때 염분 사용을 줄이도록 한다.

20대의 젊은 나이 때부터 이렇게 먹을거리를 꼼꼼하게 따져보고 먹는 바람직한 식습관을 들여놓으면 세월이 흘러 중년, 노년에도 여전히 건강한 상태를 유지하며 인생의 참맛을 즐기며 살 수 있다. 바로 이것이 옛 선현들이 강조하던 의식동원(약식동원)의 정신을 현대 사회에서 온고이지신(溫故而知新)하는 방법이며 돈 안 들이고도 건강을 오랫동안 유지할 수 있는 비결이다.

고통수명을 늘리는 식습관

'고통수명'이란 정신적 또는 육체적으로 치료가 불가능한 병에 걸려 고통 속에서 살아 있는 상태만을 연장해 나가는 삶의 기간을 가리키는 신조어이다. 고통수명을 늘리는 식습관은 한마디로 말하자면 되는 대로 개념 없이 마구 먹는 것이다. 이에 반해 건강수명을 늘리는 식습관은 한 끼의 식사에도 늘 건강을 생각하고 음식에 대한 감사의 마음을 담아 식사하는 것이다.

예를 들어 맵고 짜게 먹으면 건강에 해롭다는 것을 알면서도 '그러려니…' 하고 대수롭지 않게 여겨 짜게 먹게 되면 시간이 지난 후 질병에 걸리게 되어 고통수명이 늘게 된다. 고기를 숯불에 구워 먹을 때는 행복한 것 같지만 나중에 이런 식습관이 누적되어 위암 등 구체적 질병으로 나타났을 때는 후회를 해도 소용이 없다. 환자가 되면 본인만 괴로운 것이 아니라 가족들의 고통도 만만치 않다. 물론 고기를 언제나 숯불에 구워 먹어서는 안 된다는 말이 아니다. 그러나 가끔씩 구워서 먹는 것은 위험이 덜하지만 이런 방식이 하나의 패턴으로 굳어져 습관이 되는 경우에는 이야기가 달라진다. 평소의 사소한 1%의 식습관이 우리의 평생 건강을 좌우한다는 사실을 늘 명심해야 한다.

이에 반해 건강수명을 늘리는 식습관은 꾸준하게 실천하는 것만으로도 건강하게 오래 살 수 있는 비법이 될 수 있다. 다시 한 번 강조하지만, 우리의 먹을거리와 건강의 문제는 직결되어 있음을 매끼 식사 때마다 잊지 마라. 왜냐하면 우리 인간은 '그 사람이 먹는 것 그 자체(Man is what he eats)'이기 때문이다. 먹는 음식이 그 사람의 육체와 정신을 좌우한다고 해도 과언은 아닐 것이다.

면역력과 젊음은 건강의 필수 요소

젊음을 유지해주고 면역력을 강화하는 식생활은 건강수명을 증진하기 위해 반드시 필요한 노력이다. 그리고 이러한 식생활 설계는 20대부터 70대 이상까지 지속적으로 이루어져야 한다.

20~30대부터 젊음을 유지해주고 면역력을 강화하는 식생활을 해온 사람과 그렇지 않은 사람은 세월이 흐른 후에 극명한 대조를 이룬다. 즉, 1%의 사소한 식습관의 차이가 건강한 상태로 죽을 때까지 자신의 인생을 즐길 수 있느냐, 아니면 병과 싸우며 고통의 시간을 보내느냐를 결정지을 것이다. 젊었을 때는 이런 말들이 자칫 아주 먼 미래의 일처럼 여겨지거나, 자신과는 상관없는 듯 여겨지기도 한다. 하지만 이 글을 읽는 이 순간에도 평소 1%의 사소한 식생활습관으로 우리의 건강은 지켜지거나 망가지고 있으며, 이러한 법칙을 비껴가는 사람은 한 사람도 없다는 사실을 잊지 말자.

면역력이란 우리의 몸을 공격하는 세균, 바이러스, 이물질 등에 대항하는 인체의 방어시스템을 말하며, 병원균이 우리 몸속으로 침입하지 못하도록 하는 기능을 한다. 따라서 젊은 시절부터 이러한 면역력을 강화하는 식생활을 통하여 몸의 방어능력을 키워놓아야 건강한 몸 상태를 평생 유지할 수 있다. 평소에 질병을 이길 수 있는 면역력을 강화하는 것은 우리의 건강을 지키는 아주 좋은 방법이므로 기억하고 반드시 실천하도록 노력하는 자세가 필요하다.

우리 몸의 면역력을 강화하는 식생활 원칙

1. 녹황색 야채를 많이 먹는다.

싱싱한 녹황색 야채에는 비타민, 섬유질, 인, 망간, 철분, 칼슘 등의 인체에 유용한 성분들이 함유되어 있어 우리 몸의 신진대사를 원활하게 해주며 면역력을 강화해준다.

2. 현미와 잡곡을 먹는 식생활을 유지한다.

흰 쌀밥보다는 현미식이 좋으며 여기에 잡곡을 섞어 먹으면 우리 몸의 면역력을 높이고 저항력을 키워 각종 성인병을 예방할 수 있다. 특히 잡곡의 섬유질은 중금속, 발암물질, 콜레스테롤 등의 유해물질을 배설시키므로 성인병과 변비 예방에 도움이 된다.

3. 면역력을 강화하는 발효식품을 많이 먹는다.

건강장수를 위해서는 한식이 가장 좋은데 특히 김치, 간장, 된장, 청국장 등의 발효식품은 면역력 강화와 함께 항암효과가 있다. 따라서 발효의 원리를 활용한 식품들을 평소에 자주 먹는 것이 건강수명 증진에 많은 도움이 된다.

4. 항암작용이 우수한 버섯류를 자주 섭취한다.

버섯류는 우리 몸의 면역력을 증진시키고 몸에 해로운 활성산소를 제거하여 항암효과를 나타낸다. 버섯의 다당류 성분인 '－글루칸(-glucan)'이 정상 세포조직의 면역기능을 활성화시켜 암세포의 증식과 재발을 막는 역할을 하기 때문이다.

요즘 바쁘다는 핑계로, 혹은 체중 감량을 이유로 아침식사를 거르는 사람들이 의외로 많다. 하지만 분명히 말하지만 그들이 절약하는 것은 시간이 아니고, 줄이는 것은 체중이 아니다. 바로 자신들의 건강수명을 스스로 단축하는 것이다. 아침식사는 우리의 건강을 지켜주는 그 무엇과도 바꿀 수 없는 최고의 보약이다. 심지어 다이어트를 하는 경우에도 아침식사를 충분히 하는 것이 살을 빼는 데 더 효율적이다.

세끼 식사를 하는 사람, 그중에서도 아침식사를 하는 사람이 건강하고 건강수명도 늘어난다는 사실이 수많은 연구 결과를 통해 증명되고 있다. 실제로 아침식사를 안 하는 사람의 사망률은 아침식사를 하는 사람보다 1.3~1.5배나 된다.

우리나라 사람들이 고쳐야 할 식습관 중 가장 먼저 이뤄져야 할 것이 바로 식사량의 조절이다. 많은 사람들이 아침은 먹지 않고 대신 저녁에 폭식을 하는데 이것은 아주 좋지 않은 식습관이다. 아침식사는 건강을 위해서는 필수이며, 나아가 두뇌활동에도 큰 도움이 된다는 것이 전문가들의 한결같은 의견이다.

아침식사를 하지 않으면 우리 몸 안의 장기들이 무척 힘들어진다. 왜냐하면 전날의 저녁식사와 당일 날 점심식사까지의 시간은 대략 16~18시간 정도 되는데, 그 긴 시간 동안 공복으로 있게 되면 저혈당 상태가 된다. 당연히 점심 때 과식을 하게 되고 고혈당이 되면서 갑자기 많은 양의 인슐린이 필요하게 된다. 결국 인슐린을 분비하는 췌장에 부담을 주면서 당뇨병의 원인이 되는 것이다.

아침을 먹으면 가장 좋은 것은 두뇌활동이 활성화된다는 점이다. 우리 뇌가 활동하기 위해 필요한 에너지인 포도당은 오랫동안 저장되지 않기 때문에 끼니때마다 공급해 줘야 두뇌가 활동하는 데 필요한 에너지를 얻을 수 있다. 그런데 전날 저녁을 먹고 다음날 아침을 거르게 되면, 포도당이 부족하여 당연히 뇌의 활동이 활발할 수 없게 된다.

비만을 예방하는 것도 아침식사의 장점 중 하나이다. 보통 날씬해지기 위해 아침을 굶는데 이것은 어리석은 짓이다. 이는 오히려 역효과를 내서 결과적으로 비만을 불러오는 원인이 될 뿐이다. 비만은 몸이 필요로 하는 양보다 더 많은 음식을 먹어서 남게 된 에너지가 지방으로 변해 몸 안에 쌓인 증상이다. 그런데 아침식사를 거르면 한꺼번에 과식을 하게 되기 때문에 활동을 하고도 에너지가 남게 되고, 이것이 지방으로 변해 몸속에 쌓여 살이 찌게 된다. 하지만 실제로는 필요한 영양을 골고루 섭취하지 못해 영양실조까지 생길 수 있다. 역효과가 나는 것이다.

물은 생명 유지의 핵심 요소

우리 몸이 약 70%의 물로 구성되어 있는 것만 봐도 물의 중요성은 새삼 말하지 않아도 될 듯하다. 물은 공기와 더불어 생명을 유지하는

데 가장 기본적인 요소이다. 대단히 흥미로운 것은 물이 지구 표면의 70% 정도를 차지하고 있어 바다와 육지의 비율이 약 7:3인데, 우리 인체도 약 70% 정도가 물로 구성되어 있다는 점이다. 우리가 인체 내의 물을 1~2%만 잃어도 심한 갈증과 괴로움을 느끼고, 5% 정도를 잃으면 반 혼수상태에 빠지며, 12%를 잃으면 생명을 유지할 수 없게 된다. 이렇듯 물은 공기와 함께 생명 유지의 핵심요소라고 할 수 있다.

우리 몸 중 물이 관여하지 않는 부분은 없다. 물이 없으면 식물이 자라지 못하듯 우리 인간도 물이 없으면 생명을 유지할 수가 없는 것이다. 세포 구석구석 물이 미치지 못하면 영양 공급이 되지 않아 영양 부족을 일으키고, 세포 속에 쌓인 노폐물이나 독소를 몸 밖으로 내보내지 못해 이런저런 문제가 발생한다. 그러다 최악의 경우 독소가 세포의 유전자를 손상시키면 암세포가 되어버린다.

물이 하는 여러 가지 중요한 역할 중 가장 큰 것은 혈액순환을 좋게 하고 신진대사를 촉진하는 것이다. 그리고 물이 부족하면 대변이 굳어져 변비의 원인이 되기 쉽다. 또한 피로가 쉽게 풀리지 않고 누적되는 것도 수분 섭취 부족이 원인인 경우가 있다. 피로회복을 위해서는 몸 안의 노폐물이 원활하게 배설돼야 하는데, 피로회복이 잘 안 되는 것은 소변, 땀, 대변의 주원료인 물이 부족해 이들의 배설이 잘 이뤄지지 않기 때문이다. 또한 세포를 활발하게 움직이게 하고 재생하게 하는 것도 물의 힘이다. 그래서 물을 많이 마시면 피부가 좋아지는 것이다.

사람이 하루에 배출하는 수분의 양은 땀까지 포함하여 약 2,500cc

나 된다고 한다. 때문에 그 정도의 양을 매일 다시 보충해줘야 하는데, 음식물로 섭취하는 양이 있다 하더라도 매일 물을 1,500cc 정도는 마셔야 한다. 그런데 대부분의 사람들은 물이 우리 몸에 얼마나 중요한지 잘 알고 있으면서도 의외로 물을 마시는 일을 소홀히 하는 게 사실이다.

수분 섭취에 있어 많은 사람들이 커피, 음료수, 차 등을 마시면 물을 마시는 것과 똑같다고 생각한다. 하지만 이것은 위험한 오해다. 사실 물이 아닌 이러한 음료수들은 혈액에 수분을 보충하는 게 아니라 반대로 탈수증상을 일으키는 원인이 된다. 특히 녹차와 커피는 이뇨작용이 강해 상당량의 수분을 배설시켜 오히려 물을 배출하는 결과를 낳을 수 있다. 왜냐하면 그 속에 들어 있는 카페인, 당분, 첨가물 등이 세포와 혈액으로부터 오히려 수분을 빼앗기 때문이다.

몸이 수분을 빼앗기는 원인 중 술과 담배도 빼놓을 수 없다. 술의 알코올 성분은 몸 밖으로 소변을 배출시키기 때문에 탈수를 조장하고, 담배 연기는 호흡기 점막의 수분을 증발시켜 버린다. 금연과 절주가 가장 좋은 방법이지만 그렇게 하지 못한다면 최소한 물을 많이 마시는 것이 좋다. 물을 충분히 마시는 것은 술, 담배로 인한 피해를 그나마 가장 많이 줄일 수 있는 최선의 방법이다.

음식물을 통한 수분 섭취도 중요한데, 80~95%가 수분으로 이루어져 있는 과일과 채소도 어떤 상태로 먹느냐에 따라 수분 섭취량이 달라진다. 야채의 경우 데치거나 끓인 후 양념한 상태로 먹으면 수분 섭취가 그다지 되지 않는다. 국물은 소금을 비롯하여 양념이 되어 있기 때문에 별 효과가 없다.

역시 맹물이 최고다. 근래 들어 각종 기능성 물이 상품화되어 사람들을 유혹하고 있지만 효과가 정확히 입증된 것은 그리 많지 않다. 몸을 위해 건강을 위해 하루에 8~10잔 내외의 물은 꼭 마시도록 하사. 특히 어르신들은 갈증을 느끼는 감각이 떨어져 있기 때문에 일부러 찾아서라도 물을 자주 마시는 게 좋다.

물을 마시는 방법은 아침에 일어나자마자 공복에 큰 컵(200cc 정도)으로 2잔, 아침식사 후 2시간 정도에 2잔, 점심식사 후 2시간 정도에 2잔, 저녁식사 후 2시간 정도에 2잔을 마시면 하루 큰 컵으로 8잔 정도가 되는데 이렇게 원칙을 정해 두고 마시면 실천하기에 좋다. 식사 도중에는 물이 소화액을 희석시키므로 원칙적으로는 많은 물을 마시지 않는 게 좋다. 의학적으로 혈액은 고체성분인 적혈구, 백혈구, 혈소판과 액체성분인 혈장으로 이루어져 있는데, 혈액의 액체성분인 혈장이 전체 혈액의 약 55%를 구성하고 있으며 이 혈장의 90%는 물이다. 그러니 비싼 혈액순환제를 복용하는 것보다 물을 충분하게 잘 마심으로써 혈액을 맑게 유지하는 것이 비용적인 측면에서도 더 효율적일 것이다. 시간이 없어서 물을 못 마시겠다는 것도 사실은 핑계에 지나지 않는다.

THE SECRET TO HEALTH

건강수명을 늘리는 식습관 원칙

1. 소식한다.

2. 즐겁게 식사한다.

3. 식사 시간은 충분히 길게 한다.

4. 식사 도중에는 다른 일을 하지 않는다.

5. 담백한 맛의 식사를 한다.

6. 너무 맵고 짜고 뜨겁고 찬 음식을 피한다.

7. 너무 기름진 음식을 피한다.

8. 모든 영양소가 골고루 들어간 균형 잡힌 식사를 한다.

9. 매끼 식사를 정해진 시간에 한다.

건강하게 오래 살려면

이렇게 먹어라

장수하는 식사법

건강에 대한 관심이 늘면서 자연히 사람들이 관심을 갖게 되는 것은 바로 '장수하는 식사법'이다. 그런 식사법이 따로 있을까 싶기도 하겠지만 이것은 우리의 건강수명을 늘리기 위해서 매우 바람직하고도 효율적인 방법이라 할 수 있다.

요즘에는 시중에 건강을 증진시키기 위한 비타민제들이 많이 나와 있다. 그러나 이들 제제도 자신의 식습관, 생활습관, 건강상태 등에 따라 본인에게 맞는 종류와 용량을 결정하여 복용하여야 한다. 그렇지 않고 간혹 무분별하게 복용하여 부작용을 일으키는 경우도 많다. 약물의 도움을 받아서 노화를 방지하고 장수하려는 노력도 좋지만 건강을 증진시키고 유지하는 데는 공부에 왕도가 없듯이 역시 기본에 충실한 방법을 따르는 것이 가장 현명하다고 본다. 그 기본이라고하는 것은 곧 우리가 일상생활에서 지킬 수 있는 식생활습관, 생활습관, 운동법, 질병예방법 등을 잘 지켜서 실행하는 것을 말하며, 이것은 약물에 의존하여 자신의 건강을 지키는 것보다 훨씬 더 지속적이고도 좋은 효과를 가져 올 수 있다.

한편 일본의 '건강, 체력 가꾸기 사업 재단'이 100세 이상의 장수노인 2,851명을 조사하여 얻어낸 중년 이후의 장수를 위한 식사법을살펴보면 다음과 같다.

1. 하루 세끼 식사를 규칙적으로 한다.
2. 음식은 과식하지 않고 늘 약간 모자란 듯이 먹는다.
3. 가족과 함께 식사한다.
4. 녹황색 채소를 골고루 먹는다.
5. 고기, 계란, 생선 등을 골고루 먹는다.
6. 콩 제품을 골고루 먹는다.
7. 우유, 유제품을 골고루 먹는다.

일본인뿐만 아니라 모든 사람들에게 좋은 식사법이라 보인다. 참고로 우리 한국인들에게 좋은 장수식품을 살펴보도록 하자.

간혹 "건강수명에 좋은 영양소는 뭐가 있나요?"라고 물어보는 환자들이 있다. 이럴 때면 환자들의 건강에 대한 의식수준과 관심이 무척 높아졌다는 생각이 든다. 나 역시 환자들과 대화를 나누면서 서로 대화가 잘될 때에는 하루 동안의 진료와 치료로 지친 심신이 풀린다. 사실 환자를 진료하는 의료인들은 환자들에게 그렇게 큰 것을 바라지는 않는다. 그저 고맙다는 인사, 따뜻한 격려의 말 한마디에 감동하고 기뻐한다.

아무튼 건강수명에 필요한 영양소를 물어보는 환자와 보호자들에게 나는 "우리 체질에 맞는 한식을 많이 드세요"라고 대답한다. 왜냐하면 한식에는 한국인의 건강수명을 늘릴 수 있는 우리 체질에 적합한 영양소들이 매우 과학적 원리에 따라 절묘하게 배합되어 있기 때문이다. 한식이야말로 전 세계인의 표준식단이 될 수 있으며 '세계 최고의 건강장수식'이라고 자랑할 만하다. 세계 최고의 건강식은 일본 음식이라 하는 사람들도 있지만 나의 의학적 견해로는 한식이야말로 최고의 건강식이다. 그 근거는 다음과 같다.

첫째, 한식에는 과학적인 약리작용이 담겨 있다.

우리의 한식은 '의식동원(약식동원)'의 이치가 살아 숨 쉬는 음식이다. 한식이 아니라 약식(藥食)이라 불릴 만하다. 예를 들어 감기에 걸렸을 때 옛 어른들은 콩나물국에 고춧가루, 파, 마늘을 넣어 땀을 흘리면서 먹고 따뜻한 방에서 푹 자는 방법을 택했는데 이는 매우 과학적인 치료법이다. 왜냐하면 콩나물에 함유되어 있는 아스파라긴산이 해독작용을 하며, 국을 통한 충분한 수분 공급으로 세포의 미네랄 균형 조절이 가능하기 때문이다. 또한 고춧가루, 파, 마늘 등의 성분들이 제독, 항균, 면역작용을 통해 바이러스를 파괴하면서 이물질을 밖으로 배출시키게 된다. 따라서 감기에 걸렸을 때 파를 넣고 끓여 먹는 콩나물국이 가장 효과적인 감기약이라 할 수 있다.

보통 감기에 심하게 걸리면 39도 이상의 고열이 나는데, 이것은 우리 몸이 39도 이상의 고열에 약한 감기 바이러스와 투쟁을 벌이고 있기 때문이다. 따라서 이때 해열제를 먹는 것은 오히려 인체의 저항력을 없애버리는 꼴이 되어 감기가 오랫동안 낫지 않는 경우가 생길 수 있다. 물론 소아를 비롯하여 몸이 약한 사람에게 심각한 고열이 발생했을 때는 일시적으로 해열제를 먹여 열을 떨어뜨려야 한다. 그러나 건강한 사람이 감기에 걸려 열이 오른다고 하여 그때마다 해열제를 복용하는 것은 인체의 장기적인 면역기능을 더 떨어뜨릴 수 있기 때문에 바람직하지 않다.

둘째, 다양한 양념과 조리법이 과학적이다.

한식은 곰탕, 설렁탕, 육개장, 찌개 등 육고기로 만든 탕류일지라도 들어가는 양념과 조리법이 각각 다르고 과학적이다. 뿐만 아니라 육류와 야채가 조화를 이뤄 영양적인 측면이 더 보강되는 등 그 재료와 요리법이 건강에 이롭다. 또한 하나의 요리에 여러 영양소가 골고루 배합되어 있으므로 성인병을 예방하는 약 역할도 한다.

셋째, 인체와 적절하게 조화를 이루는 음식이다.

한식은 탕과 찌개 등 풍부하고 조화로운 영양요소를 가지고 있어 한 가지 반찬만으로도 충분한 영양소를 섭취하게 하는, 우리 인체와 조화를 잘 이루는 음식이다. 그 결과 인체의 면역력을 높이며 해독기능과 병의 치료기능까지 담당할 수 있다.

넷째, 식혜와 수정과 등 후식도 역시 과학적이다.

잔칫상에 후식으로 식혜와 수정과가 따라 나오는 것은 조상들이 생활 속에서 터득한 지혜라고 할 수 있다. 식혜와 수정과가 음식물이 다 소화되지 못하고 몸에서 부패되는 것을 막아주고, 위에서의 소화를 도와준다는 사실을 경험을 통해 안 것이다. 일반적으로 육류를 많이 먹었을 경우는 수정과가 도움이 되며, 녹말 종류를 많이 먹었을 경우는 식혜가 유익하다.

장수식품 베스트11

1. 고등어 : 고등어에 들어 있는 DHA는 뇌의 발달과 활동을 촉진시키므로 뇌 기능이 떨어지는 노년기 노인성치매(알츠하이머병) 등을 예방하는 데 유익하다.

2. 고추 : 캡사이신 성분은 새로운 혈관 생성을 억제해 암을 예방하고 전이를 억제하며, 베타카로틴은 호흡기 계통의 면역력을 증진시켜 질병의 회복을 빠르게 한다.

3. 달걀노른자 : 치매예방과 어린이 두뇌발달에 꼭 필요한 레시틴 성분이 들어 있으며 눈병 예방 성분도 있다. 하루에 한 개 정도 먹으면 좋

다. 단, 고지혈증과 당뇨병 환자는 너무 많은 양을 섭취하면 안 된다.

4. 땅콩 : 인슐린을 안정시키고 심장병을 예방하는 성분이 있으며, 섬유질이 포함되어 있어 혈압 조절작용도 한다. 1회 25알 정도 먹는 게 적당하며 일주일에 3회 이상 먹으면 효과가 있다.

5. 미역 : 유해 중금속을 배출하며 콜레스테롤을 저하시키고 항암효과도 있다.

6. 붉은 사과 : 사과의 폴리페놀 성분은 성인병을 예방하며, 붉은 껍질 속의 캠페롤과 퀘르세틴 성분은 유방암 세포에 영양을 공급하는 혈관의 단백질 성분을 차단하여 암이 더 자라지 못하도록 하는 역할을 하므로 유방암 예방에 효과가 있다.

7. 버섯 : 우리 몸의 면역기능을 활성화하여 암 세포의 증식을 억제하는 효과가 있다.

8. 브로콜리 : 발암물질의 억제 효과가 있다.

9. 시금치 : 중풍(뇌졸중)과 심장병의 예방 효과가 있다.

10. 적포도주 : 강력한 항산화제를 함유하고 있으며 심장병을 예방한다.

11. 흰 살 생선 : 심혈관계 질환을 예방하며 치매를 억제하는 효과가 있다.

장수하려면 절식해라

먹을거리가 부족하여 맛과 영양을 따지기 전에 우선 배부터 채우던 시절이 있었다. 그 시절엔 많은 사람들이 영양부족으로 병에 걸리곤 했다. 그러나 현대사회는 음식이 모자라서가 아니라 오히려 너무 많이 먹어서 생기는 생활습관병이 문제가 되고 있다.

운동이 '건강지킴이'라지만 지나친 운동은 몸 안에서 활성산소를 발생시켜 세포 노화를 촉진한다. 마찬가지로 음식의 경우도 과식하면 독성산소인 활성산소가 발생하여 우리 몸의 기능을 약화시키고 따라서 노화현상도 촉진되어 건강수명이 줄어든다. 옛날부터 '대식(大食)은 병의 원인이고 소식(小食)은 건강의 비결'이라는 말이 있듯이 절제해서 먹으면 노화가 예방되고 건강수명이 연장될 수 있다. 이와 같이 운동이든 음식 섭취든 항상 너무 지나치지도 모자라지도 않게 중용의 도를 지키면서 행하는 것이 건강에 이롭다는 것을 기억하자.

엄밀히 이야기 하자면 질병예방과 노화방지의 효과를 나타내는 절식(節食)은 소식(小食), 단식(斷食)의 개념과는 다르다. 절식을 영어로 표현하면 열량제한(calory restriction)을 의미한다. 소식이란 식사의 양을 줄인다는 뜻이므로 칼로리를 제한하는 절식과는 개념상의 차이가 있다. 예를 들어 한 번에 먹는 음식의 양과 관계없이 탄수화물과 지방이 많은 음식 대신에 채소와 과일 등 섬유소가 많은 음식을 먹는 경우라면, 이는 칼로리가 줄어든 식단이므로 양이 많더라도 절식에 포함된다는 의미이다. 단식의 경우는 식사를 아예 하지 않아 열량의 공급이 완전히 중단되므로 건강에 해롭다는 것이 일반적인 견해이다.

세계적인 노화학자로 절식 이론을 주창한 유병팔 박사에 의하면 한국인이 절식을 실천할 수 있는 가장 효율적인 방법은 한 끼 먹는 밥그릇의 크기를 줄이는 것이다. 왜냐하면 우리나라 사람들의 칼로리는 주로 밥에서 비롯되기 때문이다. 한식의 특성상 밥을 적게 먹는 것이 과잉 열량을 예방할 수 있는 가장 효과적인 방법이라는 것이다.

유병팔 박사의 책 《125세까지 걱정 말고 살아라》에 의하면 이러한 절식이 독성산소인 활성산소로 인한 산화스트레스를 방지하여 노화가 예방되며 수명이 연장될 수 있다고 한다.

"나이를 먹을수록 독성산소로 인한 산화스트레스가 쌓인다. 즉, 독성산소가 미토콘드리아, 세포막, 유전자, 기타 생리적 기능에 중요한 역할을 하는 효소 등을 파괴한다. 그 뿐인가. 독성산소는 몸 안의 방어진마저 파괴할 수 있으니 산화스트레스가 얼마나 엄청난 일을 일으키는가를 알 수 있을 것이다.

쥐를 대상으로 절식과 독성산소 스트레스와의 관계를 연구한 결과를 보자. 마음대로 먹게 한 쥐에게서는 이런 모든 것들이 예방되거나, 파괴가 되었더라도 덜 되었다는 것이 확인되었다. 다시 말하면 절식한 쥐는 독성산소로 인한 산화스트레스를 방지할 수 있는 방어진이 튼튼하게 보존되었다는 것이다. 그만큼 노화가 예방된 것이며, 수명이 연장된 것이다."

노화를 방지하여 건강수명을 늘리는 식품들

노화를 방지하기 위해서는 평소 단것을 멀리하고 모든 음식을 골고루 먹으며, 제철에 나오는 싱싱한 과일·야채·나물을 먹는 게 좋다. 또한 고혈압과 중풍 예방을 위해 소금 섭취를 줄이고 식초를 많이 섭취하는 게 좋다. 그렇다면 노화를 방지하여 건강 수명을 늘리는 식품에는 무엇이 있을까?

1. 노화의 주범으로 알려진 활성산소를 막아 주는 항산화 성분이 많은 식품을 먹는다. 세포의 노화를 방지하는 항산화 효능이 있는 요소로 비타민 A(베타카로틴), 비타민 C(아스코르빈산), 비타민 E(토코페롤), 조효소 Q, 셀레늄 등이 있다.

   ① 비타민 A가 풍부한 식품 : 달걀노른자, 동물의 간, 당근, 생선기름, 유제품, 시금치 등

   ② 비타민 C가 풍부한 식품 : 귤, 오렌지, 딸기, 시금치, 피망, 풋고추 등

   ③ 비타민 E가 풍부한 식품 : 짙은 녹색 야채, 곡류 배아 등

   ④ 조효소 Q가 풍부한 식품 : 고등어, 시금치, 양파, 정어리 등

   ⑤ 셀레늄이 풍부한 식품 : 굴, 등 푸른 생선, 마늘, 양파 등

2. 땅콩, 잣, 호두 등의 견과류 : 비타민 E가 풍부하여 노화를 억제하며 항암효과도 있다. 엘라직산은 암의 진행과 촉진을 막아준다. 리놀렌산은 불포화지방산으로 나쁜 콜레스테롤인 LDL의 수치를 떨어뜨려 동맥경화를 예방하는 효과가 있다.

3. 적포도주 : 포도주의 떫은맛을 내는 탄닌, 폴리페놀 성분이 몸에 이로운 콜레스테롤인 HDL을 활성화하여 동맥경화를 예방한다.

4. 표고버섯 : 에리타데닌(eritadenine) 성분이 혈액순환을 도우며 혈중 콜레스테롤 수치를 떨어뜨려 고혈압, 심장병 등을 예방한다.

5. 호박 : 베타카로틴, 비타민 B$_2$, C의 성분이 항산화 작용으로 혈관을

튼튼하게 하고 동맥경화를 예방한다.

6. 연어 : 오메가3 지방산이 들어 있어 혈중 콜레스테롤 수치를 떨어뜨려 동맥경화증, 노인성치매, 류머티스관절염 등을 예방한다.

7. 고등어 : 기억력과 학습유지 효과가 있다고 알려진 DHA 성분이 연어의 2배에 가까워 노인성치매 예방에 도움이 된다.

8. 마늘 : 알리신 성분이 혈관을 확장시켜 혈액순환을 원활하게 하며 콜레스테롤 수치를 떨어뜨린다.

9. 양파 : 콜레스테롤이 활성산소에 의해 산화되는 것을 막아 동맥경화 등 혈관질환을 예방한다.

10. 토마토 : 라이코펜 성분이 노화를 방지하는 항산화 작용과 항암작용을 한다.

11. 녹차 : 카테킨 성분이 노화를 일으키는 활성산소를 줄여준다.

과일과 채소가 몸을 살린다

색깔이 진한 과일과 채소는 우리의 건강에 매우 이롭다. 한의학에서도 청적황백흑(靑赤黃白黑)의 오색(五色)과 간심비폐신(肝心脾肺腎)의 오장(五臟), 산고감신함(酸苦甘辛鹹)의 오미(五味)는 서로 밀접한 관련성이 있다고 본다. 즉, 푸른색은 간장 및 신맛, 붉은색은 심장 및 쓴맛, 노란색은 비장 및 단맛, 흰색은 폐장 및 매운맛, 검은색은 신장 및 짠맛과 기능적 연관성이 밀접하다는 것이다.

과일과 채소가 청적황백흑 등의 색깔을 지닌 것은 태양에 쪼인 일수가 많을수록 그 색이 더 짙어지는 등 깊은 이치가 있다. 한방과 양방 모두에서 색이 진한 과일과 채소가 건강에 좋은 이유를 밝혀내고 있다.

초록색 과일과 채소

흔히들 초록색을 '치료의 색'으로 부른다. 이와 같이 초록색 과일과 채소(브로콜리, 시금치, 키위, 고춧잎, 깻잎나물, 부추, 녹차 등)는 우리의 건강에 무척이나 이롭다.

《타임즈》가 뽑은 10대 건강식품 중 하나인 초록색 브로콜리는 '설포라판(sulforaphane)', '인돌(indole)' 등의 화학물이 있는데 이 요소들은 유방암, 대장암, 위암 같은 암 발생 억제효과가 있다. 또한 초록색 과일과 채소에는 섬유질, 비타민 C, 베타카로틴이 풍부하다.

시금치는 암을 억제하는 베타카로틴이 풍부하며 눈 질환을 예방하는 '루테인'도 다량 함유되어 있다. 키위는 빈혈에 중요한 효과를 나타내는 엽산이 풍부하다. 고춧잎과 깻잎나물은 고칼슘우유보다 2~3배 많은 칼슘을 함유하고 있어 칼슘 섭취가 부족한 사람들에게 도움이 된다.

또한 부추는 비타민 A, B_1, C가 풍부하며 성기능에 필요한 미네랄인 셀레늄과 칼륨, 칼슘이 풍부하다. 현대인에게 하루 한 잔의 녹차는 필수인데 이는 항암효과가 우수하며 노화를 억제하고 협심증의 위험도 줄여준다.

초록색을 대표하는 나무는 아마도 한민족의 상징인 소나무일 것이다. 소나무의 솔잎은 '테르펜(terpene)'이 주성분인데 이는 마음을 안정시키고 혈압을 내려주는 효과가 있다.

붉은색 과일과 야채

붉은색 과일과 야채로는 토마토, 적포도주, 사과, 고추 등이 있는데, 암 등의 성인병 예방과 노화방지에 힘써야 하는 중년층의 건강증진과 유지에 특히 중요하다.

토마토의 붉은색을 내는 성분인 '라이코펜(lycopene)'은 전립선암을 비롯한 각종 암에 대한 예방 효과가 있다. 또한 토마토는 당뇨병 환자에게도 유익하며 칼로리가 높지 않아 다이어트에도 도움이 된다. 거기에다 비타민 C가 풍부하여 스트레스에 대한 면역력을 높여 준다.

적포도주는 항암효과가 우수하며 콜레스테롤의 산화를 억제하여 혈액순환을 도와 심장병, 중풍, 고혈압 등의 심혈관계 질환에 이로운 작용을 한다. 사과는 하얀 속살보다 빨간 껍질에 더 많이 함유된 식물성 성분인 '펙틴'이 장을 청소하여 대장암 발생의 위험을 줄여준다.

노란색 과일과 야채

노란색 과일과 야채인 고구마, 단호박, 카레, 밤, 옥수수, 밤 등은 피부를 좋게 하고 빈혈을 예방하며 콜레스테롤을 제거하는 효능이 있어서 특히 젊은 여성들에게 많은 도움이 된다.

대표적인 노란색 식품인 호박의 속살은 베타카로틴 성분 때문에 노랗게 보이는데, 호박의 속살이 더 진할수록 베타카로틴의 함량이 더 높다고 보면 된다. 이 베타카로틴은 활성(유해)산소를 없애 주어 암 예방에 도움을 주며 콜레스테롤의 산화를 예방하여 혈액순환을 좋게 한다. 또한 노란색 카레에는 터메릭, 코리앤더 등의 향신 성분이 있는데 이들 성분은 위를 튼튼하게 해주고 항산화 효능이 있다.

흰색 과일과 야채

흰색 과일과 야채로는 감자, 도라지, 생강, 마늘, 양배추, 양파 등이 있는데, 이들은 한의학적으로 폐와 대장의 기운을 강화하여 몸에 열이 쌓이는 것을 억제하며 체내의 노폐물 분비를 도와준다. 따라서 갱년기장애를 앓고 있는 여성들과 평소 알레르기 질환으로 고생하는 사람들에게 좋다.

흰색 채소에는 안토크산틴이라는 영양소가 많이 들어 있는데 이는 식물의 잎, 뿌리, 줄기, 열매에 많다. 안토크산틴 중의 하나인 이소플라본은 여성호르몬인 에스트로겐처럼 여성들의 폐경 초기 증상을 완화하며, 콜레스테롤 수치를 내려 심장병을 예방하는 효과가 있다.

검정색(혹은 보라색) 과일과 야채

검정색(혹은 보라색) 과일과 야채인 가지, 포도, 보라색 낭근, 보라색 양배추, 검은 콩, 검은 쌀, 검은 깨 등은 고혈압 등 심혈관계 질환의 예방과 시력저하로 고생하는 수험생들에게 유익하다. 검정색(혹은 보라색) 채소에는 안토시아닌이라는 영양소가 많이 들어 있는데, 이는 혈압을 상승시키는 효소를 억제하여 고혈압, 동맥경화, 심근경색을 예방하며, 항산화 기능이 우수하여 노화방지에 좋다. 또한 빛의 자극을 전달하는 로돕신 재합성 촉진 효과가 있으므로 시력저하, 망막질환의 예방에 좋다.

검은콩, 검은쌀, 검은깨, 포도 등을 검게 보이게 하는 검푸른 색소 역시 안토시아닌이다.

건강수명을 위협하는 활성산소

활성산소란 여러 가지 이유로 신체 내의 에너지원과 산소의 균형이 깨지면서 대사 과정에서 남게 된 산소가 불안정한 상태에서 산화 반응을 일으키는 것을 말한다. 그 여러 가지 이유에는 과도한 운동, 과음, 과식, 공해, 담배, 스트레스, 오염물질, 자외선 등이 포함된다.

이 활성산소는 우리 몸의 기본 단위인 세포막을 공격해서 그 기능을 상실하게 만들고, 또 세포 내의 유전자를 공격해서 재생을 못하게 한다. 또한 인체 내의 세포를 산화시켜서 암, 당뇨병, 동맥경화 등 여러 가지 질병의 원인이 되며 면역기능을 약화시켜 우리 몸의 노화를 촉진시킨다. 따라서 우리의 건강수명을 증진시키기 위해서는 이와 같은 활성산소가 생기지 않도록 하고 이것을 없애는 것이 중요하다.

그렇다면 몸에 해로운 활성산소가 생기지 않도록 하려면 어떻게 하는 것이 바람직할까? 그에 대한 해답은 활성산소를 발생시키는 원인을 차단하는 것이다. 즉, 규칙적인 운동을 하되 과도한 운동은 피해야 하며 과음, 과식을 피하고 금연해야 한다. 또한 공해, 오염물질, 자외선에의 과다 노출을 피하고 일상생활에서 스트레스를 적절히 해소해야 할 것이다. 보다 적극적인 방법은 바로 항산화 작용이 밝혀진 식품들을 충분하게 섭취하는 일이다.

항산화 작용이란 우리 몸에 해로운 작용을 하는 활성산소를 줄이고 활성산소의 작용을 없애는 것을 의미한다.

항산화 작용이 우수하여 노화를 방지하는 식품들

1. 과일과 야채 : 비타민 A·C·E, 플라보노이드, 베타카로틴 등의 항산화 작용이 뛰어난 성분을 가진 당근, 딸기, 사과, 살구, 토마토, 포도, 검은콩, 양파, 마늘 등이 있다. 당근과 살구에는 베타카로틴이 함유되어 있어서 좋은 항산화제 역할을 한다. 딸기의 비타민C, 비타민E는 혈관 벽의 세포막을 이루는 불포화지방산 성분이 산화되어 손상되는 것을 막아준다. 사과는 항산화 물질인 플라보노이드가 풍부해 폐를 보호하는 효능이 있으며 펙틴 등의 유효 성분들이 활성산소를 없애 준다. 토마토에는 항산화와 항암작용이 우수한 라이코펜이 많으며, 날것으로 먹는 것보다 15~20분 정도 가열해 먹는 것이 영양 섭취에 더 효과적이라고 알려져 있다. 검은콩에는 제니스테인 (genistein), 셀레늄 성분이 있어서 강력한 항산화 작용을 하며, 양파

는 콜레스테롤이 활성산소에 의해 산화되는 것을 차단하여 동맥경
화 등 혈관 질환을 예방한다. 마늘의 알리신은 혈관을 확장하고 혈액
순환을 원활하게 하며 콜레스테롤의 수치를 떨어뜨린다.

2. 고등어, 연어, 참치, 청어 등의 생선 기름 : 오메가3 지방산이 풍부하
여 혈관의 노화를 억제시켜 준다.

3. 땅콩, 잣, 호두 등의 견과류 : 불포화지방산인 리놀렌산이 몸에 나쁜
콜레스테롤인 LDL의 수치를 떨어뜨려 동맥경화를 예방한다. 또 엘
라직산은 암의 진행과 촉진을 막아주며, 비타민 E는 노화억제와 항
암효과가 있다.

4. 참기름, 들기름, 옥수수기름, 올리브오일 등의 식물성 기름 : 혈관을
막는 콜레스테롤을 제거하여 혈관의 노화를 예방한다.

활성산소는 우리의 건강수명을 위협하는 위험한 존재이다. 따라서
이제는 질병예방과 건강증진의 차원에서 병원을 찾아 활성산소의 정도
를 측정하고 활성산소를 없앨 수 있는 우리 몸의 항산화 상태를 점검하
는 것이 꼭 필요하다고 본다. 병이 나고 난 다음에 치료하는 현재의 병
원 시스템으로는 건강수명을 효율적으로 증진시킬 수 없다.

소금은 몸을 살리기도 하고 죽이기도 한다

짜게 먹으면 건강에 좋지 않다는 사실은 이제 웬만한 어린아이들

도 다 아는 사실이 된 것 같다. 하지만 사실 소금은 우리가 생존하기 위해 반드시 필요한 존재이다.

소금은 생체 유지에 필수적이다. 하지만 그 필요한 양이 예민한 것이 또 소금이다. 적당한 농도가 아니고 부족하거나 남게 되면 신체 신진대사의 흐름을 방해하여 건강을 해치기 때문이다. 우리가 살아가기 위해 필요한 소금의 양은 하루에 1.3g이며, 하루 권장 소금 섭취량은 6g 이내다. 그런데 우리 한국인은 하루에 10~20g 정도의 소금을 섭취한다. 이처럼 한국인이 소금을 과도하게 먹는 이유는 김치와 젓갈 등 식탁에 항상 놓이는 고유 식품의 염도가 높기 때문이며, 거기에다 외국에서 들여와 이제 인기식품이 된 햄버거와 피자 등 소금을 많이 함유한 가공식품 섭취량이 늘고 있기 때문이다.

소금의 양이 부족하면 식욕이 떨어진다. 나트륨은 담즙, 췌액, 장액 등의 알칼리성 소화액 성분을 만들어 주는데, 소금이 부족하면 이들 소화액의 분비가 적어져서 식욕이 떨어진다. 그래서 밥맛이 없을 때는 소금을 조금씩 먹는 것이 좋다는 말이 있는 것이다.

그런데 우리 한국인은 소금이 부족하기보다는 너무 많아서 문제가 되는 식생활이라고 할 수 있다. 체내 소금 양이 많아지면 어떻게 될까? 소금 양과 가장 관계 깊은 병은 중풍(뇌졸중), 심혈관계 질환, 그리고 암이다. 소금을 너무 많이 섭취하여 혈액 속의 소금농도가 증가하면 그 농도를 일정하게 유지하기 위해서 많은 수분이 혈액으로 들어가기 때문에 고혈압의 원인이 된다. 특히 비만한 사람에게 해롭다. 또 과도한 염분은 위 점막에 손상을 초래해 다른 발암물질이 위 점막에 침투하는 것을 돕는다. 여성들의 적인 골다공증도 소금의 영향이 크다. 소금이 소변으로 빠져나가면서 뼛속의 칼슘까지 함께 빼앗아가기 때문이다.

소금 섭취량을 줄이기 위해선 가급적 식품을 조리하지 말고 원래의 상태 그대로 먹는 것이 가장 좋다. 물론 모든 식품을 언제나 그렇게 먹을 수는 없지만 말이다. 소금 양의 30%는 식품 자체에서, 30%는 가공식품으로 제조하는 과정에서, 40%는 부엌에서 조리하는 과정에서 들어간다는 사실을 기억하면서 조리하지 않고 먹을 수 있는 것은 그대로 먹도록 노력하자. 소금 섭취와 관련하여 특히 신경 써야 할 식품은 라면과 단무지, 피자, 카레, 새우깡 등이다. 젓갈이나 김치를 먹지 않아도 라면 1개와 새우깡 1봉지를 먹을 경우 하루 권장량의 절반인 3g의 소금을 먹는 셈이 된다. 소금을 적게 먹는 것이 우선되어야겠지만, 자신도 모르게 지켜지지 않을 수 있으므로 항상 적당한 운동으로 신진대사를 활발하게 하고, 평소에도 생수를 마셔 체내 소금 양이 과다해지는 원인을 제거해야 한다.

그렇다면 어떻게 소금(NaCl, 염화나트륨)의 섭취량을 줄일 수 있을까?

입맛은 습관이다. 어렸을 때부터 짜게 먹으면 평생 짜게 먹게 된다. 싱거우면 맛이 없기 때문이다. 따라서 자녀가 음식을 먹기 시작할 때부터 짜게 먹지 않도록 부모가 세심하게 신경을 써 주어야 한다. 조리할 때 짠맛을 내기 위해 넣는 소금, 간장, 된장의 양을 가능한 한 줄이도록 하고, 소금으로 간을 맞추기보다 식초, 고추, 후추, 마늘, 생강, 양파, 겨자 등의 다른 양념으로 맛을 내도록 한다. 화학

조미료와 베이킹파우더에는 나트륨(Na)이 많이 들어 있으므로 가능한 한 사용하지 않도록 하고, 꼭 필요한 경우에는 최소량을 사용하는 것이 좋다. 짠맛은 그대로이면서 나트륨의 양은 절반인 하프(half) 나트륨 소금을 사용하는 것도 좋은 방법이다. 또 음식은 뜨겁거나 달수록 싱겁게 느껴지므로 음식은 될 수 있으면 차갑게, 그리고 달지 않게 조리한다.

미리 조리되어 있는 가공식품에는 염분이 많이 포함되어 있으므로 되도록 먹지 말고, 음식을 만들 때에도 가공한 재료보다 신선한 재료를 사용한다. 또 우리 식탁에는 국, 찌개가 거의 빠지지 않는데 가능한 한 국물을 적게 먹는 습관을 들이도록 한다.

설탕이 세상을 병들게 하고 있다

대부분의 어르신들이 푸념하는 말씀 중 하나가 식탁이 손자손녀들 입맛에 맞추다 보니 달아져서 영 입에 맞지 않다는 것이다. 사실 요즘 음식들이 과거에 비해 단맛이 강해졌다. 건강보다 입맛을 위한 조리를 하다 보니 그리 된 것이다.

의학적으로 볼 때 가장 위험한 것은 단맛을 내는 방법이 설탕이라는 것이다. 일반적으로 설탕은 값이 싸고 모든 식품에 넣을 수 있는데다 저장도 쉽고, 게다가 중독성이 있어 소비가 많이 이루어지고 있다. 바로 이 중독성 때문에 설탕은 우리 건강에 위험하다.

예전에는 사람을 뚱뚱하게 만드는 것은 지방 섭취뿐이라고 생각해왔다. 그러나 차츰 설탕과 몸속에서 재빠르게 설탕으로 바뀌는 기타 단순 탄수화물을 섭취하는 것이 비만과 과체중의 중요한 원인이라는 사실이 밝혀졌다.

우리나라 국민은 하루 평균 63g의 설탕을 섭취하며 이는 전체 열량의 14%를 차지한다고 한다. 그러나 세계보건기구(WHO)가 권장하는 설탕 섭취량은 전체 열량의 10%이다. 의학적으로 설탕이 문제가 되는 것은 이 설탕이 혈당을 신속하게 올려 인슐린을 분비하는 췌장에 부담을 주기 때문이다. 이것이 서서히 분해되는 밥이나 빵보다 설탕이 당뇨병 환자에게 해로운 이유다.

그런데 여기서 우리는 설탕과 당이 다르다는 것을 알아야 한다. 우선 당은 다당류이고 설탕은 단당류이다. 의학적으로 볼 때 다당류인 당은 우리가 먹은 밥과 국수 등의 탄수화물이 소화기관을 거쳐 최종적으로 몸으로 흡수되는 상태를 말한다. 즉, 탄수화물이 여러 단계를 거친 뒤 포도당의 형태로 소화된 것을 말한다. 반면 단당류인 설탕은 특별한 소화단계를 거치지 않아도 우리 몸에 바로 흡수되는 차이점이 있다.

따라서 탄수화물을 많이 먹을 경우에는 소화단계를 거쳐 당으로 변환되고 몸에서 필요한 양 이상의 칼로리는 지방으로 저장된다. 하지만 설탕을 많이 먹을 경우 위액의 분비를 지나치게 촉진하며 억지로 위를 팽창시키고 위경련까지 유발한다. 또 혈당이 급속하게 높아지기 때문에 이것을 정상치로 끌어내리기 위해 더 많은 양의 인슐린이 빠르게 분비되면서 일시적으로 저혈당 상태를 만든다.

이 때문에 설탕을 먹은 지 2~5시간이 지나면 오히려 설탕을 먹기 전보다 더한 허기와 공허감을 느끼게 만들어 과식하게 되어 체중이 늘게 된다. 게다가 흡수가 빠른 설탕이 많이 든 음식을 계속 먹을 경우 혈당치가 급속하게 오르내리기 때문에 집중력도 떨어지며 쉽게 피곤해진다. 또 자제력이 없어져 작은 일에도 짜증이 나며 벌컥 화를 내기 쉬운 상태로 변할 수도 있다.

그런데 간혹 백설탕은 안 좋지만 흑설탕은 괜찮지 않느냐고 묻는 사람들이 있다. 그러나 이것은 잘못된 상식이다. 왜냐하면 흑설탕에는 백설탕에는 들어 있지 않은 미량원소와 각종 불순물까지 더 들어 있어 많이 섭취했을 때 몸에 끼치는 해는 백설탕과 별로 다르지 않기 때문이다.

그렇다면 요즘 설탕 대용으로 주방에서 관심을 받고 있는 올리고당은 어떨까?

우리가 알고 있듯이 올리고당은 단맛을 내는 동시에 비피더스균의 증식에 도움을 주는 것으로 알려진 감미료의 일종이다. 그런데 올리고당은 설탕에 비해 칼로리는 낮으면서 소화는 잘 되지 않는다. 이 때문에 분해되지 않은 채 장까지 내려가 비피더스균의 먹이가 돼 균의 증식을 돕는다. 이와 같이 올리고당은 감미도가 설탕의 50%가량이지만 칼로리는 1/2~1/3에 불과해 비만과 충치예방에 도움을 주고, 체내에서 소화흡수가 빨리 이뤄지지 않아 인슐린 분비를 안정시킨다. 특히 장내 유익균인 비피더스균의 증식을 도와 설사, 변비, 대장암 등 소화기질환과 노화예방에도 도움이 된다. 또 입안에서 충치를 일으키는 충치균의 먹이가 되지 않아 어느 정도 충치를 예방하는 효과까지 있다. 그러나 여기서 주의할 점은 칼로리가 거의 없다고 해서 충치를 유발하지 않는다고 이해하면 곤란하다는 것이다.

요즘에는 과다한 설탕 사용이 비만과 각종 성인병의 원인으로 지목됨에 따라 설탕, 물엿, 조청과 비슷한 단맛을 내면서 칼로리는 낮은 올리고당, 결정과당, 저칼로리 감미료 등 건강 지향적 감미료들이 각광받고 있다.

예를 들어 결정과당이란 옥수수에서 순수 과당만을 추출한 설탕 대용 감미료로 단맛이 상쾌하고 깔끔한 편이다. 감미도가 설탕보다 1.5배 높아 적은 양만 사용해도 단맛을 충분히 살릴 수 있어 비만 환자들과 칼로리에 민감한 여성층에게 도움이 될 수 있다. 또한 혈당지수가 기존 설탕의 1/3 수준으로(설탕 68 : 결정과당 19) 낮아 혈당 변화에 민감한 당뇨병 환자에게도 도움이 되므로 일부 의료기관에서 시행하는 당뇨 클리닉 캠프 등에서 건강 감미료로 추천되는 경우도 있다. 여기서 혈당지수(GI : Glycemic Index)란, 탄수화물 섭취 시 얼마나 빨리 혈당이 높아지는지를 0에서 100까지 나타낸 기준으로, 지수가 낮을수록 혈당이 천천히 오르는 것을 말한다.

하지만 이들 감미료에 대한 무분별한 믿음은 삼가야 하며 당뇨병, 비만 등의 성인병을 가진 경우에는 반드시 의료기관의 상담을 받은 후 적합한 감미료를 골라 섭취하는 것이 바람직하다. 설탕으로 인한 피해를 줄이기 위해서는 가급적 설탕을 적게 먹는 것이 좋으며 동시에 설탕의 대사에 소모되는 비타민 B₁의 섭취를 늘려야 한다. 또 섬유질을 많이 섭취하여 장에서 당의 흡수속도를 늦추는 것도 좋은 방법이다.

한국인의 건강을 위협하는

5대 질병의 식생활 설계

암

올바른 식생활습관이 각종 암을 예방할 수 있다는 것은 이미 알고 있는 사실이다. 잘못된 식생활습관으로 인한 잘못된 음식 섭취가 암 발생에 미치는 영향은 무려 30~60%에 달한다. 그러므로 우리가 암을 예방하기 위해서는 무엇보다도 올바른 식생활습관을 통해 음식을 잘 가려 먹어야만 한다.

우리가 섭취하는 과다한 지방, 탄 음식, 알코올, 식품첨가물(방부제, 보존료)이 들어간 음식에는 암을 발생시킬 수 있는 위험물질이 많이 들어 있으며, 영양의 균형이 이루어지지 않은 식단 역시 면역력을 떨어뜨려 암을 이겨내는 데 장애요인이 된다.

암을 예방하는 식사는 채소류를 기본으로 하는 것이 가장 좋으며, 암을 예방할 수 있는 음식은 특별한 게 아니라 바로 친숙한 음식들이다. 이러한 음식을 위주로 영양이 고른 식생활을 하는 것이 암을 예방하는 시작임을 명심하자. 여기에 덧붙여 항상 긍정적인 마음자세로 웃으며 생활하고, 스트레스를 적절히 해소하면 우리 몸의 면역기능이 향상되어 체내에서 암세포를 죽이는 능력이 증가한다. 또한 금연과 절주, 적절한 운동으로 올바른 생활습관을 잘 유지하면 암은 충분히 예방 가능한 질병이다.

  물론 이렇게 이야기하면 일부는 어떻게 사람이 수도승처럼 살 수 있겠느냐고 불평하는 사람들도 분명히 있을 것이다. 그러나 이러한 올바른 생활습관을 지키는 것을 귀찮게 받아들이고 투덜거리기보다는 긍정적인 습관으로 받아들이면서 하루하루 내 몸이 더 깨끗해지고 더 건강해지는 모습을 그려가며 즐기면 어떨까 하는 생각도 든다.

  사실 의사인 나도 이런 건강서적에서 강조하는 바람직한 건강수칙들을 일상생활 속에서 100% 다 지키지는 못한다. 그러나 주변에서 큰 병에 걸리고 나서야 뒤늦게 피눈물을 흘리며 후회하는 사람들을 많이 보았기에 이제는 남들이 나를 보고 겁쟁이라 부르든 말든 나는 건강수칙만은 정확하게 지키려고 노력한다. 그리고 이렇게 노력하는 사람을 그냥 존중하고 내버려 뒀으면 하는 것이 나의 삭은 바람이다. 우리나라 사람들은 남이 자신과 조금만 다르게 행동하면 이상한 눈으로 보고 왕따 시키는 경향이 있다. 심지어는 나쁜 건강습관도 공유하려고 하는 이상한 공동체 의식도 있는 것 같다. 그러나 이것은 별로 좋지 않은 습관이다. 인간은 누구나 외로운 존재이므로 남들과 다른 점도 개성으로 존중해줄 수 있는 큰 아량이 있었으면 한다.

실제로 암 발생 원인의 1/3 이상이 우리의 식생활습관과 관련되어 있다. 최근에 미국 보스턴의 '뉴라이프헬스센터New Life Health Center' 주최로 개최된 〈생활습관의 교정에 의한 암 예방(Cancer Prevention by Control of Life-style)〉이란 주제의 국제학술회의 발표내용 이 도움이 될 것 같다.

1. 고기와 생선을 태워 먹지 않는다.
2. 곰팡이 핀 음식을 피한다.
3. 너무 뜨거운 음식은 삼가고, 편식을 하지 않는다.
4. 과식하지 않는다.
5. 비타민 A, C 및 E가 많이 함유된 과일과 녹황색 야채를 많이 섭취한다.
6. 식품첨가물과 인공감미료는 가급적 피한다.
7. 염장(鹽藏, 소금에 절인)식품, 훈제식품을 많이 먹지 않는다.
8. 음주는 적당히 한다.
9. 정제하지 않은 곡식, 해조류, 그리고 채소 등 많은 섬유질을 섭취한다.
10. 지방질과 콜레스테롤 섭취를 줄인다.

중풍(뇌졸중)

중풍(뇌졸중)은 단일질환으로는 한국인의 최대 사망원인이다. 한국인을 비롯한 동양인 5명 중 1명이 중풍으로 목숨을 잃을 정도로 무서운 병이다. 또한 질병별 한국인의 질병부담률에 있어서도 암을 제치고 50세 이상 고령층의 질병부담률 제1위 질환으로 나타났다.

실제로 진료실에서 환자를 진료할 때도 환자들이 가장 신경 쓰는 병이 중풍이다. 중풍에 걸리면 본인들뿐만 아니라 가족들에게까지 피해를 입힌다는 게 그 이유이다. 적어도 자식들에게만큼은 누가 되어서는 안 되겠다는 게 우리 어르신들의 마음이다. 이렇게 우리 어르신들은 병으로 고통받는 순간까지, 심지어 돌아가시는 순간까지도 오로지 자식들 걱정뿐이다.

이처럼 위협적인 중풍의 공포에서 벗어나려면 미리 예방하는 것이 가장 바람직한 치료이다. 중풍 예방에 있어 가장 중요한 것이 바로 식생활의 설계이며, 이것을 철저하게 지켜야 우리의 건강수명을 늘릴 수 있다. 여기에서 설명하는 중풍 예방수칙들을 평소에 잘 지키면 충분히 예방할 수 있다.

먼저 중풍을 예방하는 음식에는 어떤 게 있는지 알아보자.

1. 등 푸른 생선 : DHA가 풍부하여 뇌를 건강하게 하며, 불포화지방산이 많이 들어 있어 중풍의 원인이 되는 혈전(血栓, thrombus, 혈관을 막고 있는 핏덩어리로 흔히 '피떡'이라고 함)을 녹이는 작용이 있

다. 기름을 사용해서 튀기는 조리법은 중풍 예방에 좋지 않다.

2. 마늘 : 콜레스테롤을 저하시켜 중풍을 예방한다. 심장박동수를 안정시키고 심장 수축력을 강화하여 중풍의 원인이 되는 고혈압 치료에 도움이 된다. 항암효과도 있으며 혈당을 떨어뜨리는 효과도 있다.

3. 옥수수기름 : 불포화지방산이 풍부하여 콜레스테롤의 합성과 흡수를 차단하므로 중풍과 혈관질환 예방에 좋다.

4. 양파 : 양파의 퀘르세틴(quercetin)이라는 물질은 혈액을 맑게 하는 효과가 있으므로 중년 이후에는 중풍 등의 성인병 예방을 위해 매일 양파 1개를 꾸준하게 섭취하는 것이 좋다. 특히 고기를 먹을 때 양파를 같이 먹으면 콜레스테롤이 분해되므로 고혈압과 비만 예방에 효과가 있다.

아무리 중풍 예방에 좋은 음식을 많이 먹는다 하더라도 식생활습관을 교정하지 않으면 별 소용이 없다. 중풍 예방을 위한 식생활 설계의 기본 원칙은 반드시 식생활습관을 교정하는 것이다.

첫째, 균형 잡힌 식생활이 되도록 신경 써야 한다. 그러기 위해서 생선, 식물성지방, 고기 등을 골고루 섭취한다.

둘째, 싱겁게 먹는 식생활습관을 길러 평소의 염분 섭취를 제한해야 한다. 식염 섭취는 하루 10g 이하가 바람직하다. 일상생활에서 염분 섭취를 줄이기 위해서는 식사를 준비하는 원칙부터 바꿀 필요가 있는데 그 바람직한 방법은 아래와 같다.

1. 신선한 재료를 골라서 가능한 엷은 맛으로 입맛이 돋도록 조리한다.
2. 부득이하게 염분을 많이 섭취했을 때에는 물을 충분히 마셔 소변으로 염분이 빠지도록 한다.
3. 젓갈류, 염분이 많이 든 가공식품(라면, 베이컨, 소시지, 치즈, 통조림, 햄 등)은 섭취를 줄인다.
4. 조리한 음식은 염분이 스며들기 전에 바로 먹는다.
5. 음식 조리 시에 소금을 대신하여 식초를 사용한다.

셋째, 충분한 야채와 과일을 섭취한다. 평소 야채와 과일을 충분히 섭취하면 염분과 콜레스테롤의 섭취를 줄여 중풍의 예방과 치료에 도움이 되며 또한 변비를 예방할 수 있다.

넷째, 콜레스테롤의 섭취를 줄인다. 요즘에는 콜레스테롤의 섭취가 건강에 좋지 않다고 하여 무조건 기름기가 함유된 음식들을 피하는 사람들도 많은데 이는 바람직하지 않다. 왜냐하면 우리 몸은 지방의 섭취가 너무 적으면 영양불량 상태를 유발할 수 있기 때문이다. 그러나 혈액검사를 통해 혈액 내의 지방질이 지나치게 많다고 확인된 사람들의 경우에는 철저하게 콜레스테롤 섭취를 줄여야 한다. 그리고 건강한 사람들의 경우도 지나친 콜레스테롤 섭취는 중풍 등의 위험성을 높이므로 삼가야 한다. 일반적으로 콜레스테롤은 하루 300mg 이하로 줄여 섭취하는 것이 좋다. 돼지, 닭, 소의 살코기 부분은 의외로 콜레스테롤이 적게 들어 있으며 채소와 과일에는 거의 들

어 있지 않다. 반면에 달걀노른자, 마요네즈, 명란젓, 오징어, 성게 등
에는 콜레스테롤이 많이 들어 있으므로 주의를 요한다.

다섯째, 단백질을 많이 섭취한다.

등 푸른 생선의 효능

1. 각기병을 예방해준다.

   등 푸른 생선의 껍질에는 각기병, 뇌빈혈, 현기증을 예방해주는 비
   타민 B가 많다.

2. 골연화증, 구루병을 예방한다.

   가다랑어, 고등어, 방어, 정어리 등의 등 푸른 생선에는 칼슘과 인
   산의 흡수를 도와서 뼈와 이를 튼튼하게 해주는 비타민 D가 많다.

3. 노화를 방지한다.

   의학적으로 노화는 우리 몸에 과산화지질이 쌓일 때 빨리 일어난
   다. 하지만 가다랑어, 고등어, 방어, 송어, 연어, 장어, 정어리, 참
   치 등에 함유되어 있는 비타민 E는 우리 몸에 과산화지질이 생성
   되는 것을 막아 노화를 예방해준다.

4. 면역력을 길러 준다.

   뱀장어, 장어 등의 생선에는 비타민 A가 풍부하여 시력을 강화시
   켜 주고 감기 등에 대한 면역력을 길러 준다. 또한 이 비타민 A는
   피부에 윤기를 주고 남녀의 생식기능을 좋게 해준다.

5. 빈혈을 예방해준다.

가다랑어, 방어, 전갱이, 정어리, 참치 등의 등 푸른 생선에는 비타민 B_{12}가 풍부하여 뇌 질환, 치매 등 신경계 질환과 악성빈혈 등을 예방하는 효과가 있다. 또한 당뇨병을 예방해주기도 한다.

6. 뼈와 이를 튼튼하게 해준다.

정어리, 꽁치 등의 통조림과 멸치, 뱅어 등의 뼈째 먹는 생선에는 칼슘이 풍부하게 들어 있다. 이들 생선을 많이 먹으면 체액이 약알칼리성으로 유지되어 뼈와 이가 튼튼하게 되며 건강에도 유익하다. 특히 성장기의 어린이와 뼈가 약해지기 쉬운 노인들은 이들 식품을 충분하게 먹는 것이 좋다.

7. 성인병을 예방해준다.

고등어, 정어리, 참치와 같은 등 푸른 생선에는 불포화지방산의 일종인 에이코사펜타엔산(EPA) 및 도코사헥사엔산(DHA) 농도가 높다. 이들 불포화지방산은 고혈압이나 동맥경화의 원인이 되는 혈중 콜레스테롤 수치를 떨어뜨리고 중성 지방을 감소시킨다. 또 혈액이 응고되는 것을 막아 주고 중풍과 심장병의 원인이 되는 혈전을 예방해준다.

8. 세포의 재생을 돕는다.

등 푸른 생선에는 입술 주위와 혀 등에 생기기 쉬운 염증을 예방하고 치료하는 효과를 가진 비타민 B가 풍부하다.

9. 피부 저항력을 길러준다.

등 푸른 생선에는 피부가 검게 변하거나 거칠어지는 등의 증세를 예방해주는 나이아신 성분이 풍부하다. 또한 나이아신 부족으로 일어나는 설사, 수면장애, 식욕부진, 신경통 등의 증세를 호전시켜 주는 효과도 있다.

10. 혈압을 떨어뜨린다.

의학적으로 우리 몸에 염분(NaCl)이 많으면 혈관이 수축하여 고혈압이 발생하기 쉽다. 등 푸른 생선에는 칼슘이 풍부하여 체내의 염분을 줄여주는 효과가 있다. 이와 같은 칼슘 외에도 이들 생선의 단백질에는 나트륨을 체외로 배출시키는 작용이 있어 고혈압의 예방과 치료에 유익하다.

| 주의사항 | 요산이 쌓여 관절통을 호소하는 통풍 환자라면 등 푸른 생선을 피해야 한다. 등 푸른 생선에는 요산의 바로 전단계 물질인 퓨린 계열의 단백질이 많이 들어 있어서 오히려 통풍 증상을 악화시킨다.

심장병

가끔씩 건강하던 유명 연예인들이 심장마비로 갑자기 세상을 뜨는 뉴스를 접하게 되면 인생이 참으로 허무하다는 생각을 하게 된다. 심장병은 이처럼 돌연사를 일으키기 때문에 상당히 위험하며 따라서 평소의 철저한 예방이 무엇보다도 중요하다. 심장병은 갑자기 생긴 질병이 아니라 평소 잘못된 1%의 생활습관들이 누적되어 생긴 질병이다.

심장병 중에 대표적인 것은 협심증(狹心症)과 심근경색(心筋梗塞)이다. 협심증은 심장을 먹여 살리는 관상동맥이 좁아져서 생기는 병이며, 심근경색은 이 관상동맥이 완전히 막혀버린 것을 말하는데 두 질환의 원인은 동맥경화이다. 이 두 질환은 손 쓸 새도 없이 목숨을 빼앗아 가는 무서운 질환이며, 둘 다 잘못된 생활습관, 특히 식생활습관이 원인이다. 그러므로 평소에 바른 식생활습관을 갖고 산다면 예방이 가능하다.

심장병을 예방하는 식생활 설계의 기본 원칙은 아래와 같다.

1. 단순 당질(과당, 꿀, 설탕, 포도당)의 섭취를 가능한 피한다.
2. 섬유소가 풍부한 전곡류(잡곡밥, 현미), 색깔이 진한 제철의 녹황색 채소와 과일, 콩류를 충분히 섭취한다.
3. 소금을 하루 6g 이하로 되도록 싱겁게 먹는다.
4. 술은 마시지 않는 게 좋으며 부득이한 경우 절주한다. 단, 하루 한 잔의 레드와인은 좋다.
5. 일주일에 두 번 정도, 불포화지방산이 많은 등 푸른 생선의 충분한 섭취는 심장병 예방에 유익하다.
6. 콜레스테롤이 많은 식품(달걀, 메추리 알, 새우, 생선 내장, 생선 알, 오징어, 장어 등)은 적은 양을 가끔씩만 먹는다.
7. 식사는 즐거운 마음으로 하여 스트레스를 줄인다. 즐거운 식사는 심장병 예방과 건강한 삶에 도움이 된다.
8. 닭 껍질, 돼지고기 등 육류의 기름기, 버터, 소시지, 치즈 등의 동물성 포화지방산의 섭취를 줄인다.

9. 평소 고혈압이 있는 경우에는 자반고등어, 장아찌, 젓갈류처럼 짠 음식, 인스턴트 음식을 피한다. 또한 간장, 된장, 소금의 사용량을 줄이는 식이요법이 필요하다.
10. 음식을 요리할 때 가능한 한 마늘을 사용하는 것이 좋다.
11. 커피 대신 녹차를 마신다.
12. 튀김, 기름진 육류 등을 가능한 피하며, 식사 때마다 김치를 빼먹지 않고 먹되 싱겁게 먹는다.

이러한 원칙을 실천하면서 심장병 예방에 유익한 식품을 특히 신경 써서 먹는다면 충분히 심장병을 예방할 수 있다. 심장병에 유익한 작용을 하는 식품으로는 아래와 같은 것들이 있다.

1. 생선 : 콜레스테롤 수치를 떨어뜨리고 혈액의 흐름을 원활히 하는 데 도움을 주어 동맥경화를 예방하고 혈압을 정상으로 유지시켜 주는 에이코사펜타엔산(Eicosapentaenoic acid, EPA)이라는 불포화지방산이 많이 들어 있다. 이 불포화지방산은 특히 등 푸른 생선인 고등어, 정어리, 참치 등의 기름 속에 많이 함유되어 있다.
2. 야채 : 배추, 양배추, 오이 등의 엽록체 야채들은 혈중 콜레스테롤 수치를 내리며 신체의 각 기능들을 잘 조절하므로 심장병 예방에 도움이 된다.
3. 참깨 : 콜레스테롤이 혈관에 쌓이는 것을 막아 주는 리놀산이 많

이 포함되어 있어서 심장병 예방에 좋으며, 장수식품 중의 하나
로 알려져 있다.

4. 콩 : 콩 속에 함유된 아미노산은 간에서 혈중 콜레스테롤을 처리
하는 기능이 우수하며, 콩 속의 단백질은 혈중의 총 콜레스테롤
과 나쁜 콜레스테롤 수치를 크게 떨어뜨리므로 심장병 예방에
도움이 된다.

당뇨병

당뇨병은 우리가 익히 알고 있듯이 선천적 유전과 관련이 있다. 따
라서 부모가 당뇨병인 경우에는 당뇨병을 예방하는 식생활을 통해
자신의 표준체중을 유지하는 것이 중요하다.

당뇨병 예방을 위한 식생활 설계의 원칙으로는 칼로리가 높은 식
생활습관을 버리고, 식사를 할 때는 반드시 채소 등 섬유질 식품을 함
께 섭취하는 것이 가장 중요하다. 또한 불필요한 첨가물의 섭취를 줄
이고 신선한 음식을 많이 섭취해야 한다. 그리고 이러한 식생활뿐만
아니라 약 복용법에도 신경을 써야 하는데 불필요한 약, 특히 스테로
이드 계통의 강장제, 호르몬제 등을 피해야 한다.

세계보건기구(WHO)에 의한 당뇨병 식사요법의 8가지 기본 원칙은
다음과 같다.

1. 꼭 일정한 식사량을 지켜서 섭취한다.

2. 세끼 식사는 규칙적으로 정해진 시각에 한다.

3. 음식의 간은 되도록 자극적이지 않고 싱겁게 한다.

4. 육류 조리 시 껍질과 지방은 제거한 후 사용하고 버터, 생크림 등의 지방 식품의 섭취를 줄인다.

5. 외식 시에는 설탕을 많이 사용한 음식, 튀긴 음식, 중국음식(우동, 울면, 해파리냉채), 성분을 알 수 없는 식품 등은 피한다.

6. 기름의 양을 줄이기 위해 튀김, 전(부침개), 볶음보다는 구이, 찜, 조림 등의 방법을 선택한다.

7. 섬유소가 풍부한 식품을 충분히 섭취한다. 흰밥 대신 현미밥 또는 잡곡밥, 식빵 대신 통밀빵, 녹즙과 주스보다는 생야채, 생과일, 해조류 등을 섭취하는 것이 좋다.

8. 설탕(흑설탕, 백설탕), 껌, 콜라, 사이다, 말린 과일(건포도, 곶감, 대추), 꿀, 케이크, 과자, 시럽, 파이, 잼, 과일 통조림, 사탕, 젤리, 아이스크림, 술 등은 평소에 가까이 하지 않는다.

비만

요즘에는 병원마다 대부분 비만 치료를 한다. 그러나 너무 상업화되어 있는 것이 문제다. 사실 비만의 경우는 식생활 설계와 운동법 설계만 잘 한다면 굳이 돈 들여 치료할 필요가 없다. 더욱이 지방흡입술

비교적 유익한 식품		비교적 해로운 식품	
가지	간장	감	감자
김	된장	고구마	고추
굴	검은콩	고추장	단 과자
녹두	다시마	돼지고기	닭고기
당근	굴비	귤	사과
조기	쇠고기	파인애플	무화과
계란	미꾸라지	복숭아	통조림 과일
멸치	새우	레몬	오렌지 주스
명란젓	순두부	포도	배
옥수수 수염	호박	아이스크림	설탕
칡	시금치	옥수수	술
연근	참기름	밀가루	메밀
두부	호도	당면	흰떡
파	상추	밤	마늘
배추	미역	튀긴 음식	
팥	수수	단 음료수	
보리쌀	율무쌀		
석류	오이		
숙주나물	미나리		
딸기(소량)	수박(소량)		
참외(소량)	토마토(소량)		

당뇨병에 유익한 식품과 해로운 식품

의 경우 살 몇 kg을 빼려고 위험하게 전신마취를 하다가 큰 일을
당하는 일도 있으니 참으로 어이가 없을 때가 많다. 그리고 요즘
의 병원 추세는 비만을 치료함에 있어 웰빙과 뷰티에만 치우치는
경향이 있는데, 사실 의학적 치료도 함께 신경 써야 제대로 된

효과를 볼 수 있다.

비만의 식생활 설계는 사실 다른 질병들과 달리 다른 방법이 많지 않은 게 사실이다. 무슨 음식을 먹어야 비만이 예방되고 무슨 음식을 안 먹어야 되는가를 따지기보다는 철저하게 음식 칼로리의 들어오고 나가는 것의 차이에 따라 비만이 결정되기 때문이다. 적게 먹고 많이 움직이면 사실 비만이란 질병은 없다. 이 가장 단순한 원리를 안다면 더 이상 비만으로 고민할 일은 없다고 본다. 물론 비만 중에서도 목, 겨드랑이, 배, 허리, 엉덩이, 허벅지, 종아리 등 신체의 특정 부위에 국한된 부분비만의 경우는 운동이나 다이어트 등의 노력으로도 잘 줄어들지 않는 경우가 있는데, 이런 경우는 의료기관에 가서 검진을 받은 후 치료를 병행하는 것이 바람직하다.

비만의 경우도 앞서 이야기한 바와 같이 조기 치료하는 '치미병'을 하는 것이 근본적인 대책이다. 이미 다이어트를 해야 한다면 이 자체만으로도 벌써 비만으로 가는 잘못된 식생활습관이 자리 잡고 있다는 의미이기 때문이다.

비만은 암, 중풍, 고혈압, 동맥경화, 고지혈증, 심장병, 당뇨병 등과 같은 만성 성인병의 중요한 원인이 됨으로써 국민의 건강수명을 줄이는 주요한 원인이다. 남성의 성기능 장애와 담석증 역시 비만한 사람에게서 많이 생긴다. 따라서 남자들의 경우 몸에 좋다는 온갖 정력제만 찾아다닐 게 아니라 오늘 당장이라도 자신의 볼록 튀어나온 배를 한번쯤 내려다보는 것이 오히려 도움이 될 것이다. 비만일 경우 암에 걸릴 확률이 여성은 55%, 남성은 33% 정도 증가하고, 당뇨병에 걸릴 확률도 정상인의 8배나 된다.

또한 중풍, 심장마비 등으로 인해 사망할 확률도 정상체중의 사람보다 90%나 높아진다. 따라서 우리나라 국민들의 건강수명을 세계 1위로 끌어올리려면 비만을 그저 미용의 관점에서만 볼 게 아니라 적극적으로 대처하여 극복해야 한다. 비만을 예방하고 치료하는 것 역시 다른 질환들과 마찬가지로 식생활 설계가 가장 우선시되어야 한다.

THE SECRET TO HEALTH
비만을 방지하는 식생활 원칙

1. 아침, 점심, 저녁 3회로 나누어 규칙적인 식사를 하고, 저녁밥은 적게 먹는다. 끼니를 거르는 것은 좋지 않다. 아침, 점심, 저녁의 비율을 5 : 3 : 2로 먹는 것이 좋다. 양은 줄이지 말고 이렇게 비율만 조절하면 비만을 예방하면서 건강도 지킬 수 있다.

2. 식사를 할 때 빨리 먹는 습관보다는 충분한 시간을 갖고 식사하는 것이 식사량을 줄이는 데 많은 도움이 된다.

3. 밥, 국수 등 주식의 지나친 과식을 막기 위해 중년 이후에도 식물성 지방이 많은 음식을 섭취하고, 고기와 튀김 같은 음식도 적절히 섭취하는 것이 좋다. 저녁으로 갈수록 밥, 국수 등 탄수화물의 섭취량을 줄인다.

4. 간식은 절대로 하지 않아야 한다. 특히 음료와 커피 등에는 당분이 많이 들어 있어 쓸 데 없는 칼로리를 우리 몸 안에 저장하므로 될 수 있

으면 피한다.

5. 운동 후에 허기질 때에는 음료수나 간식보다는 물을 섭취하는 것이 비만 예방에 도움이 된다. 공복감이 있더라도 참는 인내가 필요하다.

6. 비만을 예방하려면 정신적으로 확고한 신념을 가져야 한다. 음식을 많이 먹다가 줄이면 누구나 처음에는 기운이 없어진다. 이것이 곧 빈혈은 아니므로 이때 정신적 신념으로 극복하여 절식하면 비만은 예방과 치료가 가능하다.

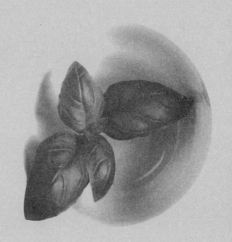

03. 습관, 병을 만드는 첫 번째 숨은 요인

건강에 있어 생활습관이 차지하는 비중은 우리가 대략 짐작하거나 알고 있는 것보다 훨씬 크다. 생활습관은 말 그대로 한 사람의 24시간에 대한 기록이다. 따라서 그 기록에는 그 사람의 일거수일투족뿐만 아니라 마음가짐이나 생각까지도 포함된다고 할 수 있다. 그러한 생활습관 중 '먹고 일하고 자는', 즉 인간의 생존에 반드시 필요한 부분의 습관은 건강에 직접적인 영향을 미칠 수밖에 없다. '먹다', '자다', '움직이다', '쉬다' 등으로 표현되는 큰 카테고리 속에 개인마다 다른 수많은 습관들이 있을 텐데, 바로 그 습관의 차이에서 건강한 사람과 그렇지 못한 사람이 나누어진다.

한때 《1%만 바꿔도 인생이 달라진다》라는 책이 베스트셀러가 된 적이 있듯이 건강에 있어서도 생활습관 1%의 차이가 평생 건강을 좌우한다. 건강수명은 사소한 1%의 생활습관에 의해 적게는 수년에서 많게는 수십 년까지 늘어날 수 있다는 점을 명심하자. 《달력나이 건강나이 Real Age – Are You as Young as You Can Be?》의 저자 마이클 로이젠에 의하면 치아 관리를 잘 하면 6.4년, 금연을 하면 8년, 혈압 관리를 잘 하면 고혈압 환자보다 25년, 운동을 꾸준하게 하면 9년, 하루 20분씩 걸으면 5년, 평생 공부하는 자세로 살면 2~4년 젊어지며 그만큼 건강수명이 늘어난다고 한다. 곧 산술적인 '달력나이'보다 신체의 노화 정도를 측정하여 얻어낸 실제 나이인 '건강나이(real age)'가 더 중요하다는 이야기이다. 따라서 건강나이를 형성하는 데 큰 영향을 미치는 생활습관 설계는 건강수명 설계에 있어서 매우 중요한 부분이라 할 수 있다. 이제는 건강을 내 몸으로 끌어당기는 1%의 생활습관이 꼭 필요하다.

사소한 생활습관 하나가
큰 병을 만든다

한의학의 사상체질 이론을 창시한 이제마는 《동의수세보원(東醫壽世保元)》 '광제설(廣濟說)'에서 평소에 체질적 건강관리와 사회생활 속에서의 심신 수양을 강조한다. 즉, 건강하기 위해 따로 시간과 장소를 마련하는 게 아니라 사회생활을 포함한 일상생활을 하면서 몸과 마음을 꾸준하게 관리하라는 것이다.

그리고 그 방법으로 각 체질별로 이로운 섭생법을 제시했으며, 또한 교사(驕奢) · 나태(懶怠) · 편급(偏急) · 탐욕(貪慾) 등의 사심태행(邪心怠行, 나쁜 마음과 게으른 행동)이 목숨을 단축시키는 직접적인 요인으로 작용[5]할 뿐만 아니라 주색재권(酒色財權)을 동반하여 개인의 수요(壽

天, 장수하는 것과 요절하는 것) 및 일가(一家)의 화복(禍福)을 결정한다[6]고 보아 각 체질별로 사회생활 속에서 필요한 양생법인 '생활적 정기(生活的 正己)'의 내용도 제시하고 있다.[7]

서양의학의 시조로 일컬어지는 히포크라테스도 이러한 생활습관의 중요성을 많이 강조하였다. 그는 인간이 갖고 있는 '병에서 회복하고자 하는 능력'을 '피지스(physis, 자연[自然])'라 불렀고, 그에게 있어서 치료란 이처럼 인간이 본래부터 갖고 있는 자연치유 능력을 더욱 강화시키는 데 있었다. 또한 그의 치료는 질병(disease)을 치료하는 것이 아니라 사람(individual)을 치료하는 것이었으며, 몸 중의 어느 부분을 치료하는 것이 아니라 몸 전체를 치료하는 것이었다.[8] 따라서 히포크라테스의 치료법은 급격한 변화를 피하고 절도를 지키는 것을 중요시하여 쓸 데 없는 투약을 지양하고 식이요법 등의 생활습관을 고치는 데 역점을 두었다.[9]

이처럼 동서양을 막론하고 생활습관이 건강과 장수에 결정적인 요인으로 오래전부터 인식되어 왔으며, 모든 것이 윤택해지고 편리해진 대신 그만큼 질병적 요소가 많은 현대사회에서는 더욱 강조되어야 할 점이라고 본다.

주변에 병 때문에 고생하는 사람들을 보자. 안타깝지만 그 사람들은 병에 걸릴 만한 이유를 가지고 있다. 몸에 해로운 것을 좋지 않은 방법으로 먹는 나쁜 식생활습관을 갖고 있거나, 운동을 하지 않거나, 밤늦게 자거나 하는 등의 건강에 나쁜 생활습관을 가지고 있다. 식생활습관과 운동까지 모두 포함하는 평소의 사소한 1%의 생활습관은 병을 만들기도 하고 병을 고칠 수도 있는 아주 중요하고도 무서운 것이다.

생활습관이 무서운 것은 자식에게 부모의 생활습관이 어쩔 수 없이 이어질 수밖에 없다는 점이다. 그러니까 단순히 유전적 요인보다는 부모와 함께 살면서 물려받게 되는 생활습관적 요인으로 발병하는 질병이 훨씬 더 많다는 것이다. 잘못된 생활습관은 자신의 건강뿐만 아니라 사랑하는 자녀의 건강까지 해친다는 사실을 잊지 말자. 습관이란 것은 말 그대로 몸에 배게 되므로 나이가 들수록 고치기 어려워진다. '세 살 버릇 여든 간다'라는 말이 있듯이 어렸을 때 몸에 밴 습관이 그 사람의 평생을 결정짓기 때문에, 건강에 이로운 생활습관을 자녀가 들일 수 있도록 부모가 노력해야 한다.

생활습관병으로부터의 해방

질병의 약 60%가 생활습관에 의해 발생한다는 사실은 우리의 일상적인 생활습관을 다시 되돌아보게 한다. 생활습관에는 각 개인의 식생활습관, 흡연, 음주, 스트레스, 휴식, 운동 등 모든 것이 다 포함된다.

생활습관병(Lifestyle Disease)이란 이러한 일상적인 생활습관의 잘못으로 생기는 병인데 암, 중풍(뇌졸중), 치매, 심장병, 당뇨병, 고혈압, 비만, 만성 간질환, 골다공증 등 우리의 건강수명을 줄이는 성인병의 대부분이 다 이 생활습관병에 속한다. 이처럼 생활습관병은 현대사회가 산업화되고 인간의 평균수명이 늘어나면서 그 발생 빈도가 증가하는 질병들을 통칭한다. 이것은 역으로 이야기하면 일상적인 생활습관들만 제대로 고치면 건강수명을 위협하는 무서운 성인병들의 대부분을 포함하는 생활습관병을 예방할 수 있다는 의미이다.

그러면 왜 현대사회로 오면서 이러한 생활습관병이 늘어났을까?

이러한 의문을 가지는 것으로부터 우리는 이미 질병예방을 시작할 수 있고 나아가 자신의 삶의 질을 보장해 주는 건강수명을 늘릴 수 있다. 한마디로 답하자면 물질문명의 발달로 인한 '편리함' 때문이다. 사회가 현대화되면서 대부분의 사람들은 예전에 비하여 몸을 덜 움직이는 생활을 하게 되고 이것이 운동부족으로 이어져 비만, 심장병, 당뇨병 등과 같은 질병의 주요 발생요인으로 작용한다. 또한 생활습관병은 주로 한 사회가 경제적으로 풍요해질 때 그 발생이 늘어나므로 일각에서는 이를 '풍요의 질병'이라고 부르는 경우도 있다.

일본에서는 우리나라보다 생활습관병의 개념이 먼저 발달했는데, 예방을 위해 '일무 이소 삼다(一無 二少 三多) 운동'이라는 전 국민 운동을 권장하고 있다. 여기서 일무란 금연을, 이소란 소식(少食)과 소주(少酒)를, 삼다는 많이 움직이고(다동, 多動), 많이 쉬고(다휴, 多休), 많은 사람과 사물을 접하는 것(다접, 多接)을 의미한다. 이 '일무 이소 삼다' 운동은 생활습관병의 예방을 위해 매우 효율적인 방법이며, 이것을 제대로 실천한다면 생활습관병을 많이 줄일 수 있을 것이다.

거듭 말하지만, 우리가 자신의 건강수명을 늘리기 위해서는 생활습관병에 걸리지 말아야 하고 그러기 위해서는 생활습관을 고쳐야 한다. 건강에 나쁜 생활습관을 계속 유지하려고 한다면 아예 건강하게 오래 살고 싶다는 욕망을 버려라. 생활습관은 그대로 유지하면서 돈을 들여 각종 출처가 불분명한 건강보조식품 등으로만 건강을 챙기려 한다면 그것은 잘못된 투자다. 돈과 시간만 낭비할 뿐 원하는 결과를 얻을 순 없다. 그게 무엇이든 노력한 만큼 대가를 받기 마련이다. 평소 1%의 사소한 생활습관을 고치는 게 어렵다고 해서 그 노력을 게을리 하고 다른 방법으로 건강을 얻을 수 있다고 착각하지 말자.

이와 같이 생활습관병에 아예 걸리지 않는 원리와 방법은 사실 간단하다. 다만 이 원리와 방법을 여러 가지 바쁘다는 이유와 핑계로 잘 실천하지 못하다가 나중에 복구가 어려운 심각한 병에 걸리고 나서야 땅을 치며 후회하는 것이 안타까울 따름이다. 문제는 아는 것보다도 실천하는 것임을 항상 명심해야 한다.

THE SECRET TO HEALTH
생활습관병의 예방법

1. 올바른 식생활습관을 지킨다.

올바른 식생활 원칙에서 가장 중요한 것은 여러 가지 음식을 골고루 먹는 일이다. 물론 과식은 피해야 하고 평소에 싱겁게 먹어야 하며 지방 섭취를 줄여야 한다. 또한 섬유소가 풍부한 과일과 야채를 충분히 먹는 것이 중요하다. 또한 현대인들이 많이 찾는 커피를 너무 많이 마시면 혈액 속의 중성지방이 많아지고 혈압도 높아지므로 너무 많은 양의 복용을 피해야 한다. 커피는 하루 3잔 이하로 마셔야 카페인 성분이 심장에도 부담을 주지 않으며 적당하다.

2. 하루 40~50분 이상, 주 3~5회 정도로 꾸준하게 운동한다. 운동은 유산소운동, 근력 강화 운동, 유연성 강화 운동을 골고루 실시한다.

3. 적절한 수면습관을 유지하여 숙면을 취한다. 월요병 등을 없애려면 휴일에도 늘 일정한 시간에 자고 일어나는 습관이 중요하다.

4. 스트레스를 몸에 담아두지 않고 적절하게 해소한다. 스트레스는 만병의 뿌리가 되므로 자신만의 스트레스 해소법을 정해 두고 그때그때 풀어준다.

5. 항상 긍정적인 마음자세를 가진다. 부정적인 생각을 하면 몸에서 해로운 작용을 하는 스트레스 호르몬이 나오며, 긍정적인 생각을 하면 인체의 면역력을 강화시키는 유익한 호르몬인 엔도르핀이 분비되어 건강에 이롭다.

6. 금연하며 절주한다. 생활습관병을 예방하는 데 있어서 가장 중요한 것이 금연과 절주이다.

7. 각종 성인병의 원인이 되는 비만을 예방한다. 비만은 암, 중풍, 심장병, 당뇨병 등 주요 성인병의 뿌리가 되는 질환이므로 평소에 체중조절을 잘 해야 한다.

8. 적절한 여가생활과 휴식을 즐긴다. 몸과 마음의 원활한 신진대사를 위해 일상생활 속에서 휴식을 충분히 취하며 적절한 여가생활을 누리는 것이 생활습관병의 예방을 위해 중요하다.

담배와 술, 포기 각서를 쓰자

건강수명을 늘리기 위해서는 일상생활에서 건강에 대한 기본 원칙, 즉 제대로 잘 먹고 잘 배설하고 충분히 잘 자고 규칙적인 운동을 해야 한다. 그런데 아무리 이렇게 한다 하더라도 건강에 나쁜 평소의 습관을 버리지 못한다면 그런 노력들이 무용지물이 되고 만다. 일상생활에서 건강을 해치는 가장 나쁜 습관은 역시 흡연과 지나친 음주이다. 특히 담배는 그야말로 백해무익하므로 건강과 완전 대립관계라는 것을 뼛속 깊이 인식하고 있어야 한다.

지나친 술과 담배가 최악의 생활습관이라 할 수 있는 가장 큰 이유는 이 둘은 습관성과 중독성이 강해서 매일 마시거나 피우지 않으면 견딜 수 없게 되는 경우가 많기 때문이다. 그리고 그렇게 될 정도라면 이미 건강에도 아주 나쁜 영향을 미친 후가 될 것이다.

이제 많은 사람들이 담배의 유해성을 인정하고 금연을 하고 있다. 사무실에서 담배를 피우는 사람 때문에 옆 사람이 콜록거리던 장면은 이미 과거의 이야기가 되었으며, 사무실은 물론이고 식당이나 커피숍 등에서도 흡연석과 금연석이 따로 구별되어 있다. 길에서 담배를 피우며 연기를 날리는 사람들의 모습도 훨씬 줄어들었으며, 텔레비전에서는 매일 금연송이 울려 퍼져 나온다. 그런데도 여전히 밤이 되면 아파트 베란다 여기저기서 빨간 불빛이 깜빡거리는 것을 보면 참으로 안타깝다. 이것은 아직도 담배를 끊지 못한 사람들이 피우는 담뱃불이다. 뿐만 아니라 담배의 유해성에 대한 홍보에 비하면 담배

판매는 그다지 줄어들지 않고 그대로인 것 같다.

의학적으로 볼 때 아직도 담배가 얼마나 건강에 나쁜지 진지하게 받아들이지 못하고 흡연의 자유를 만끽하는 사람들을 보면 너무나 안타깝다. 더 큰 문제는 흡연의 연령이 점점 낮아지고 여성 흡연자들이 오히려 늘어나고 있다는 사실이다.

흡연이 일으키는 질병은 수도 없지만 그중 가장 무서운 것은 역시 폐암이다. 평소에 비타민이나 항산화제 등을 충분히 섭취하면 암을 예방할 수 있을 것 같지만 사실 담배를 피우고 있다면 별 소용 없다. 우리가 폐를 확실하게 지키는 방법[10]은 담배를 끊는 방법뿐이다.

담배를 피우면 노화도 빠르게 진행된다. 흡연할 경우 8년 정도 더 빨리 노화가 진행된다는 연구 결과도 있다. 하지만 단 두 달 동안만 담배를 끊어도 1년 정도는 젊어질 수 있으며, 5년 동안 담배를 끊음으로써 흡연을 하는 동안 잃었던 8년 가운데 7년을 되찾을 수 있다고 한다. 이런 긍정적인 혜택을 떠올리며 담배를 처음에는 반 갑으로 줄이다가 그 후 5개비 이하, 그리고 금연을 하면 된다.

또한 담배를 피우면 피부가 탁해지고 거칠어진다. 그 이유는 담배를 피울 경우 모세혈관이 수축되어 세포에 산소와 영양이 공급되지 못하고 노폐물과 부패물을 몸 밖으로 배출할 수 없게 되기 때문이다. 즉, 담배를 피우면 피부가 거무칙칙해지는 것은 피부 세포에 쌓인 오염물질과 독소 때문이다.

폐에 타르가 쌓이는 것 못지않게 심각한 흡연의 피해는 온몸의 모세혈관이 수축하는 것이다. 모세혈관이 수축하면 수분이 전신에 골고루 도달하지 못하게 되어 수분과 함께 운반되는 영양소도 공급되지 못하고 노폐물도 배출되지 못한다. 따라서 몸 안에 노폐물이 쌓이고 이것이 부패해 독소를 만들어낸다. 피부에 나타나는 칙칙함이 바로 그 결과인데, 피부에 나타난 것은 눈으로 볼 수 있지만 몸속의 모세혈관 말단 부분에서 발생한 상황은 눈으로 볼 수 없다. 하지만 피부에 나타났듯이 이미 같은 트러블이 보이지 않는 몸속에도 일어난 상태라고 할 수 있다.

술은 따뜻한 위로의 손길과, 목숨과 행복을 위협하는 무기라는 두 가지 모습을 가졌다. 이와 같이 술의 이중성을 알기 때문에 세계보건기구(WHO)에서도 "소량의 음주는 건강에 유익하다"라는 과거의 슬로건을 "술은 적게 마실수록 좋다"로 바꾸었다.

만약 술을 마시더라도 절대 공복에 마시지는 말아야 한다. 술을 마시면 위벽에서 알코올의 약 20% 정도가 흡수되고 나머지 80%는 소장에서 흡수되며 평균적으로 술을 마신 후 2~3분이면 알코올은 전신에 흡수된다. 알코올은 체내 흡수가 빠르기 때문에 마시면 혈중 알코올 농도가 상승하고 신경정신체계에 이상이 생기는데, 공복 시에는 위벽에서 20% 정도가 직접 흡수되므로 금방 취기를 느끼게 되는 것이다. 따라서 공복 시에 술을 마시게 되면 아무리 술에 강한 사람이라도 빨리 취하게 되고 숙취로 인해서 많은 고통을 겪게 된다. 하지만 위 안에 음식물이 있으면 알코올의 흡수 속도를 늦춰 취기를 막을 수 있다.

의학적으로 숙취는 마신 술의 양과 속도에 따라 알코올 분해 시 생기는 중간대사물질인 아세트알데히드(Acetaldehyde) 때문에 일어난다. 따라서 중간대사물질인 아세트알데히드가 체내에 쌓이지 않게 하면 숙취를 어느 정도 예방할 수 있다. 일반적으로 위 속에 음식, 특히 지방질이나 단백질이 있으면 알코올의 흡수가 매우 느리게 진행되기 때문에 부득이하게 도수가 높은 술을 마시기 전에는 미리 우유를 마시는 것이 좋다.

이와 같이 술을 먹을 때 안주를 꼭 먹는 것이 좋으며 가급적이면 공복을 해결해주고, 음주로 인한 단백질, 당분, 비타민 등의 영양장애를 보강해 줄 수 있는 메뉴로 먹어야 한다. 술을 마시면 이들 영양소의 부족이 일어나기 쉬우므로 안주를 선택할 때에는 비타민 B군, 무기질(칼슘, 마그네슘)이 풍부한 안주를 먹는 것이 좋으며 첨가물이 많은 가공식품이나 자극성식품은 피하는 게 좋다. 그리고 가능한 천연식품으로 된 안주가 좋다. 예를 들면 소주에는 돼지고기 요리, 생선찌개, 생오징어, 어포 등이 좋으며, 맥주에는 땅콩, 막걸리에는 김치찌개, 돼지고기 요리, 적포도주에는 육류, 백포도주에는 생선류, 위스키에는 육포, 치즈, 호두, 잣 등의 안주가 잘 어울린다.

담배와 달리 소량의 술은 마음을 가라앉힐 수도 있고, 인간관계 형성에도 긍정적인 영향을 미칠 수 있으며 또한 혈액순환에도 분명 도움을 주는 등 이점이 전혀 없는 것은 아니지만, 과했을 때의 그 폐해는 엄청난 것이므로 신경 써서 조절하도록 하자. 이렇게 사소한 1%의 생각하고 조절하는 태도가 우리의 행복을 지켜주는 건강수명 설계의 기본 자세일 것이다. 이와 같이 술은 우리의 자세에 따라 적절하면 백약지장(百藥之長)이 될 수 있지만 과하게 되면 백독지원(百毒之源)이 된다. 자신의 건강수명과 가족의 행복을 지키기 위해서라도 적절하게 자제하는 중용의 음주법이 필요하다.

금연에 성공하려면!

1. 기관지염, 감기, 위·십이지장궤양과 같이 담배가 원인인 질환을 앓게 되었을 때를 금연의 기회로 활용한다.

2. 술과 달리 담배는 백해무익의 중독성 약물이라는 것을 스스로 인정하고 금연 결심부터 확고하게 한다.

3. 담배를 끊었을 때 나타나는 금단증상에 대응하는 방법을 미리 알아둔다. 금단증상으로는 불면, 불안, 집중력 저하, 초조감 등이 있는데, 이러한 금단증상은 담배를 끊은 지 3~4일 후에 가장 심해지고 2~3주 정도가 지나면 없어지므로 걱정하지 않아도 된다. 금단증상을 이겨내는 최고의 방법은 숲 속으로 가서 신선한 음이온을 마시면서 운동하는 것이다. 우리의 폐와 호흡기가 건강해지면 오히려 담배 같은 해로운 연기를 받아들이기 싫어하게 된다. 당분 없는 껌 씹기, 찬물 마시기, 은단 씹기, 양치질 등도 금단증상을 이겨내는 데 도움이 된다.

4. 금단증상이 심할 경우 금연침 시술을 받거나 피부에 붙이는 니코틴 패치, 니코틴 껌 등의 도움을 받는다.

5. 담배를 피우고 싶은 욕구가 생기게 하는 물건들을 시야에서 없앤다.

술자리 등 담배를 피울 수 있는 모임은 금연을 시작한 후 3주 정도까지는 피하는 게 좋다.

6. 담배를 피우고 싶을 때는 속으로 숫자를 세든, 스톱워치(Stop Watch)를 보든, 2~3분 정도 꾹 참는다.

7. 담배의 욕구는 입의 욕구이므로 싱싱한 야채, 과일 등을 먹어 담배의 유혹을 물리친다.

8. 마음속으로 금연을 다짐했다면 언제부터 시작할 것인지 구체적으로 금연일을 정하자. 금연 을결심한 후 대략 일주일 후부터 시작하는 것이 좋다.

9. 금연 사실을 가까운 사람들에게 알림으로써 결심을 확고히 한다.

숨쉬기도 건강에 이로운 방법이 따로 있다

요즘 호흡법, 즉 숨쉬기에 대한 관심이 높아진 듯하다. 무슨 운동을 좋아하느냐, 혹은 잘 하느냐는 질문에 "숨쉬기 운동이요"라고 농담처럼 말하는 사람들이 있는데, 사실 숨쉬기 운동은 건강에 아주 좋은 운동이다. 특별한 도구와 장소가 필요한 것도 아니고 시간을 따로 마련해야 하는 것도 아니다. 그러면서 잘만 하면 건강에 아주 유익한 운동이 바로 숨쉬기인 것이다.

여기서 주목할 것은 이 호흡이라는 것이 자율신경의 지배를 받는 것들 중 유일하게 우리 의지대로 어느 정도는 조절할 수 있다는 점이다. 즉, 심호흡을 하거나 잠시 동안 숨을 안 쉬고 참을 수가 있는 것이다. '숨쉬기'가 건강에 좋은 운동이 될 수 있는 이유가 바로 이러한 호흡의 특성에 있다.

바람직한 숨쉬기 운동의 요령

숨쉬기를 제대로 하면 건강에 이롭다는 것은 이제 많은 사람들이 다 아는 사실이다. 그러나 일상생활에서 올바른 숨쉬기 요령을 알고 잘 실천하는 사람은 그리 많지 않다. 인간은 잠시라도 공기를 마시지 않고는 살 수 없다. 어쩌면 올바른 숨쉬기야말로 우리의 건강수명 증진에 가장 중요한 일이 아닐 수 없다.

숨을 쉰다는 것은 단순히 산소를 들이마시는 것만이 아니라 인체 내의 탁기(濁氣)를 몰아내며 몸속의 자연치유력을 높이는 운동으로 볼 수 있다. 바람직한 숨쉬기의 요령은 3단계로 요약할 수 있다. 첫째, '조심(調心)'으로 숨쉬기를 하기 전에 마음을 다스린다. 둘째, '조신(調身)'으로 숨쉬기를 하기 전에 몸의 바른 자세를 취한다. 셋째, '조식(調息)'으로 완만하고 조화로운 호흡을 시행한다.

이러한 조심, 조신, 조식의 3단계에 걸친 제대로 된 호흡을 시행하기 위해서는 우리가 보통 시행하는 가슴으로 숨을 쉬는 흉식호흡으로는 신체 조직에 큰 도움을 주지 못하며 배로 숨을 쉬는 '복식호흡'이 훨씬 더 효율적이다. 복식호흡을 하면 흉식호흡보다 몸 안의 독소를 훨씬 더 많이 몸 밖으로 배출할 수 있다. 복식호흡을 할 때에는 코로 공기를 들이마시고 내쉴 때마다 배가 불러졌다가 줄어들었다 하는 것을 느낄 수 있을 정도로 호흡을 해야 제대로 된 효과를 볼 수 있다.

숨쉬는 운동인 호흡은 우리의 건강을 지켜주는 가장 기본적인 요소이며 이 호흡을 통해서 신체에서 만들어진 몸 안의 독소를 몸 밖으로 보내고 깨끗한 공기를 들이마시게 된다. 우리가 매번 숨을 쉴 때마다 몸의 내부 장기들은 산소를 공급받게 된다. 뇌도 역시 우리 몸의 장기이므로 이 호흡의 영향을 직접 받는다. 뇌는 특히 산소와 포도당을 통해 에너지를 공급 받는다. 따라서 뇌를 많이 사용하는 직장인과 수험생들은 매일 꾸준하게 숲 속처럼 음이온이 풍부한 곳에서 올바른 방법으로 숨쉬기 운동을 제대로 하면 머리가 훨씬 맑아지고 두뇌의 집중력과 지구력이 향상된다.

단전호흡 역시 뇌에 충분한 산소를 공급해주므로 정신집중이 지속적으로 필요한 직장인과 수험생들에게 피로함이 없이 항상 맑은 정신을 유지시켜 줄 수 있어 두뇌와 전신의 건강에 많은 도움이 된다. 또한 단전호흡을 하면 산소 공급이 원활해지므로 인체 내의 불필요한 지방질을 연소시켜 비만, 고혈압, 당뇨병, 지방간 등의 성인병 예방과 치료에도 도움이 된다.

이렇듯 숨쉬기는 사람의 생명과 직결되어 있으며 인체 장부의 각 기능과 매우 밀접한 관계를 가지고 있다. 어떤 사람의 숨쉬는 것을 잘 관찰하면 그 사람의 맥(脈)을 알 수 있으며, 또한 맥을 알면 그 사람의 병을 진단할 수 있다. 한의학적으로도 숨쉬기가 순조롭고 고르면 장부가 건강하고, 숨쉬는 것이 거칠고 고르지 못하면 몸에 이상이 있다는 것을 나타낸다. 이와 같이 사람의 호흡 소리를 통해 인체 내부 장기의 건강을 진찰하는 것을 한의학에서는 망문문절(望聞問切)의 4진 중에 문진(聞診)이라고 한다.

숲 속 등 인체에 유익한 성분이 많이 나오는 곳에서는 심호흡을 하는 것이 좋은데, 5~10분 정도 수시로 하는 것이 이상적이다. 심호흡의 요령은 다음과 같다.

1. 먼저 편안한 자세를 취한다.
2. 머리를 가볍게 뒤로 젖히면서 숨을 깊게 들이마신다.
3. 그리고 나서 수 초 동안 잠시 숨을 멈춘다.
4. 그 이후 숨을 크게 내쉬어 폐와 복부를 완전히 비운다는 생각으로 내쉰다.
5. 그리고 나서 다시 숨을 수 초 동안 멈춘다.
6. 다시 호흡을 시작한다.

몸속 노폐물은 건강의 적이다

살아가면서 몸에 필요한 이로운 것들만 먹거나 마시거나 흡수하는 게 아니다. 자신도 모르는 사이 건강을 해치는 독소가 몸속으로 들어온다. 그것은 직접적인 먹는 행위를 통해서만이 아니라 자외선, 전자파, 매연 등을 통해서도 이뤄지고 있다. 특히 여러 가지 공해물질로 오염된 현대사회에서 살아가는 우리로선 그만큼 많은 독소들에 노출되어 있다. 때문에 하루 빨리 몸속으로 들어온 독소를 해독하고 배출하는 것이 건강을 위해 아주 중요한 일이다.

물론 우리 몸은 이러한 독소들을 몸 밖으로 내보내는 시스템을 자연적으로 갖추고 있지만 독소의 양이 너무 많으면 결국 몸속에 남아 건강을 해치게 된다. 예를 들어 피로물질인 젖산(lactic acid)이라는 노폐물을 그냥 방치하면 만성피로 등을 거쳐 암 등 여러 가지 병의 원인이 된다.

따라서 건강하게 살기 위해서는 평소에 건강한 목욕법, 적절한 운동법 등을 통해 독소와 노폐물을 몸 밖으로 배출할 필요가 있다.

대부분의 사람들은 '몸속의 노폐물을 제거하자'라고 하면 주로 건강한 목욕법만을 떠올리는데, 몸속의 노폐물을 제거하는 방법이 그것만 있는 것은 아니다. 일정한 일광욕과 삼림욕, 걷기와 같은 운동을 통한 땀의 배설, 심호흡을 통한 몸의 환기법, 올바른 물 마시기, 적절한 배변, 크게 웃기, 충분한 휴식, 적절한 스트레스 해소, 충분한 숙면 등 다양한 방법들이 있다. 이것들을 일상생활에서 규칙적으로 실천해나간다면 몸속의 노폐물이 제거되어 우리의 건강수명도 한층 더 늘어날 것이다.

우선 건강한 목욕법부터 살펴보자.

따뜻한 욕조에 몸을 담그는 목욕은 운동을 한 경우와 비슷한 신체 변화와 효과를 얻을 수 있으므로 평소 운동이 부족한 사람에게 더 없이 좋은 건강법이라 하겠다. 물론 규칙적인 운동의 중요성은 두 말할 필요가 없다. 어쨌거나 자신의 건강과 몸 상태를 고려한 목욕은 건강수명을 늘리는 데 도움을 준다.

세계 최장수 국가인 일본의 국민들은 화산이 언제 폭발할지 모르는 것에 대해 두려워하긴 하지만 온천욕을 즐길 수 있는 자연환경에 대해 늘 감사하는 마음으로 산다고 한다. 자연스럽게 긍정적인 사고방식이 형성되어 엔도르핀 등 면역력을 증강시키는 유익한 호르몬들이 많이 분비되어 건강수명이 증진된다고 볼 수 있다. 또한 일본의 시골에는 자연친화적인 목조 주택이 많은데, 이 역시 몸과 마음의 건강에 무척 이롭다.

이와 같이 자연친화적인 온천욕과 몸의 냉기를 제거하는 반신욕[11] 등을 통한 체내 독소의 배출은 우리의 건강수명을 늘려주는 중요한 역할을 하므로 적절하게 활용할 필요가 있다. 건강한 목욕법은 몸의 때를 벗기는 단순한 작업이 아니라 긍정적인 마음의 자세로 정신과 육체의 피로물질을 자연스럽게 배출시켜준다. 이러한 원리를 활용한 치료법으로 요즘에는 한방스파(유수진동저주파온욕)치료 등이 개발되어 환자들의 관절염과 피부질환 등의 치료에 많이 쓰이고 있다.

실제로 필자가 운영하고 있는 '건강수명증진센터(HLEPC, Healthy Life Expectancy Promotion Center)'의 3가지 프로그램(체질강화, 전신해독, 면역증강) 중에서 전신해독에 한방스파 치료를 활용하여 당뇨병, 비만, 관절염, 만성피로 증후군, 피부질환 등의 다양한 질환에 많은 효과를 거두고 있다.

온천욕 외에 일광욕과 삼림욕 역시 몸의 노폐물을 제거하고 건강수명을 늘리는 데 도움이 된다. 보통 일광욕과 삼림욕은 동시에 할 수 있으므로 시간 절약 효과도 있다. 일반적으로 사람의 몸도 공기처럼 환기가 필요하여 오전 10시에서 오후 3시 사이에 즐기는 일광욕과 삼림욕이 건강에 이롭다. 따라서 식사 후 적절한 시간의 산책을 통해 햇빛의 기운과 자율신경을 안정시켜 주는 숲의 음이온, 수목이 내뿜는 천연 항균물질인 피톤치드(phytoncide) 등을 받아들이면 건강에 큰 도움이 될 수 있다.

걷기, 조깅 등의 유산소운동을 통한 땀의 배설 역시 우리 몸의 피로물질과 독소를 몸 밖으로 배설하는 아주 바람직한 방법이다. 또한 숲 속에서의 심호흡을 통한 몸의 환기법은 이산화탄소를 내뱉고 숲 속의 산소를 들이마심으로써 몸속을 환기시키는 효과가 있다. 우리의 주거공간과 함께 몸도 하루 2번 정도는 충분하게 환기를 시켜 주어야 깨끗한 공기를 흡입하여 몸 안의 노폐물을 제거할 수 있다. 또한 깨끗한 물을 하루 2ℓ 정도 꾸준하게 마시면 장의 반사 운동을 촉진시키며 체내의 노폐물과 독소 배출에도 도움이 된다.

적절한 배변 역시 대장을 활성화하여 몸속 노폐물 제거에 도움이 된다. 또한 하루 한 번 정도 20초 이상 크게 웃으면 유산소운동을 한 것과 같은 효과를 얻을 수 있으며, 몸에 해로운 코르티솔, 아드레날린, 노르아드레날린 등의 스트레스 호르몬은 줄어들고 엔도르핀 등 우리 몸의 면역력을 증강시키는 유익한 호르몬이 많이 분비되어 더욱 건강해진다. 그리고 충분한 휴식, 적절한 스트레스 해소, 충분한 숙면 등으로 피로의 누적을 막고 과민성 대장증후군 등을 예방하고 치료하여 몸속에 노폐물이 쌓이지 않도록 하는 것 역시 건강을 내 몸으로 끌어당기는 1%의 생활습관에 해당된다.

THE SECRET TO HEALTH
건강한 반신욕법

1. 감기를 치료하는 목욕법

  감기를 치료하고자 할 때에는 아주 뜨거운 탕에 들어가 땀을 흠뻑 흘리는 방법보다는 40~42도 정도의 따뜻한 욕탕에서 조용히 심신을 안정시키고 30분 전후로 반신욕을 하는 것이 효과가 있다. 이때 한방 약차 중에 생강차, 갈근차, 쌍화차 등을 마시면 더 빠른 효과를 볼 수 있다. 감기는 이와 같이 우리 몸의 자연치유력을 활용해서 자연스럽게 치유되도록 하는 것이 가장 확실한 치료 방법이다. 주의할 점은 목욕 후에 한기를 느끼지 않도록 몸의 보온에 신경을 써야 한다는 것이다. 목욕 후에 한기를 느끼게 되면 감기가 더 악화될 수도 있기 때문이다.

2. 불면증을 없애기 위한 목욕법

  불면증에는 미온·장시간욕이 좋다. 이 목욕법은 우리 몸의 자율신경계를 안정시키며, 말초혈관을 확장시켜서 근육의 긴장작용을 도우며 혈압을 떨어뜨리는 등의 여러 가지 이점이 있다. 39~41도의 다소 미지근한 온도라서 신진대사의 증진도 극히 적어 심장에 가해지는 부담도 적다. 따라서 혈압이 높은 사람도 할 수 있다.

3. 운동부족을 메우기 위한 목욕법

평소 운동할 시간을 내기 어려워 운동부족이 염려되는 경우에는 온도 자극을 되풀이해서 부담을 나누는 고온·반복욕이 좋다. 이 방법은 먼저 43도 정도의 약간 뜨거운 열탕에 3~5분 정도 들어가 반신욕을 하다가 땀이 나면 욕조 밖으로 나와서 2~3분 정도를 쉬고, 땀이 식으면 다시 들어가서 반신욕 하는 것을 두세 차례 반복하는 것이다.

4. 육체적 피로를 풀어주는 목욕법

고온·장시간욕이 좋다. 이 방법은 43~44도의 약간 뜨거운 열탕에 10분 전후로 몸을 담그고 있는 목욕법이다. 단, 고혈압, 심장병 등 심혈관계 질환이 있는 사람은 피한다. 고혈압, 심장병 등 심혈관계에 문제가 없는 사람은 간헐적으로 몸에 뜨거운 물을 끼얹거나 열탕에 들어가는 자극욕을 무리하지 않고 적절하게 하는 것도 육체적 피로회복에 도움이 된다.

5. 정신적 긴장과 피로를 풀어주는 목욕법

미온·장시간욕이 좋다. 이 방법은 39~41도의 다소 미지근한 온도의 욕탕에 30분 전후로 오랜 시간 몸을 담그고 있는 목욕법을 말한다. 몸을 진정시키고 안정되게 만들어주는 이 목욕법은 매일 취침 전에 규칙적으로 실시하면 정신과 육체 건강에 모두 유익하다. 이때 한방 의료기관의 자문을 받아 자신의 체질에 맞는 향기요법 오일을 몇 방울 떨어뜨려 실시하는 것도 많은 도움이 된다.

약, 올바른 복용이 아니면 안 먹는 게 낫다

"건강수명 증진에 이로운 생활습관과 약이 무슨 상관일까?"라는 의문을 갖는 분도 있겠지만 약을 복용하는 것도 우리의 생활습관 중 하나다. 요즘에는 옛날처럼 약이 귀한 시절도 아니고 건물마다 약국이 하나씩 있을 정도로 약국 천지인 세상인데다 인터넷 등으로 인한 정보 홍수의 시대라 약이 오히려 독이 되는 경우가 더러 있다.

질병을 예방하고 치료하기 위해 약의 도움을 받는 것은 당연한 일이지만 올바른 약 복용이 아닐 경우 건강을 해치게 되는 것은 불을 보듯 뻔한 일이다. 그럼에도 불구하고 약의 오용과 남용은 갈수록 문제가 되고 있다.

THE SECRET TO HEALTH
올바른 약 복용법

1. 한약과 양약의 올바른 복용법

   환자들을 진료하다 보면 한약과 양약을 같이 복용해야 하는 경우에는 어떻게 하는 게 좋은지에 대해 많은 질문을 받는다. 이럴 경우 약의 작용시간을 감안하여 복용시간을 잘 조절하면 서로 좋은 시너지 효과를 얻을 수 있다. 일반적으로 양약과 한약을 같이 복용할 경우, 식후에 먹는 양약이면 양약부터 먹고 나서 30분 후쯤 한약을 복용하면 되고, 식전에 먹는 양약이면 한약을 식후 30분에 복용하면 된다.

2. 한약 복용 시 가려야 하는 음식

가려야 할 음식에 대해서는 여러 속설이 있는데, 한국, 중국, 일본의 한의학을 모두 검토한 결과 술, 돼지고기, 닭고기는 약 복용기간 중에 가급적 피하는 게 좋다는 결론을 얻었다. 만약 술, 돼지고기, 닭고기를 많이 먹었을 경우에는 한 번 정도 한약 복용을 중지하는 게 좋다. 단, 성장기 청소년의 경우 학교 급식 등에서 제공되는 적당한 양의 돼지고기, 닭고기는 먹어도 괜찮다.

3. 양약 복용 시 원칙

모든 내복약은 충분한 양의 물과 함께 복용하는 것이 원칙이다. 이온음료, 주스, 커피, 콜라 등의 음료수와 함께 약을 복용하는 것은 바람직하지 않다. 또한 습관적인 약 복용은 병의 조기발견을 저해한다는 연구 결과가 있으므로 조금만 불편하면 약부터 찾는 습관은 옳지 못하다.

① 변비약이나 빈혈 약들은 우유와 함께 복용하면 안 된다. 이들 약은 알칼리 상태인 장에서 녹아 흡수될 수 있도록 만들어졌으므로 역시 알칼리성인 우유와 함께 복용할 경우 위에서 미리 녹아 약효가 파괴될 수 있기 때문이다.

② 고혈압과 심장병 치료제로 사용되는 혈압강하제는 기름진 중국음식, 고기, 우유, 콩 등 단백질이 풍부한 식사를 한 다음에는 혈중 농도가 높아져 저혈압 쇼크, 부정맥을 일으킬 수 있으므로 복용하지 않는 것이 원칙이다.

③ 천식 등의 치료제인 테오필린은 구조가 카페인과 비슷하므로 커피, 홍차와 함께 복용하면 가슴 두근거림, 두통, 현기증 등이 나타날 수 있으므로 피해야 한다.

내 몸을 지켜주는 최고의 비결,

걷기

걸어야 몸이 산다

걷는 것이 건강장수에 꼭 필요하다는 사실을 모르는 사람은 거의 없을 것이다. 그러면 왜 걷는 것이 우리의 건강장수를 지켜줄 수 있는지 그 이유를 정확하게 알아볼 필요가 있다. 요즘처럼 바쁘게 돌아가는 시대에, 거기에다 승용차가 생활필수품이 되어버린 시대에 걷는 것을 습관화하는 것은 쉽지 않다. 특히 직장생활을 하는 경우에는 더욱 그렇다.

의학적인 연구에 의하면 현대인들은 남녀 모두 상체보다는 하체 허약자의 비율이 더 높으며 나이가 들수록 상체보다는 하체 근육 사용량의 감소폭이 더 커지고 있다. 특히 남성보다는 여성이 더 심하다

고 한다. 예로부터 "다리가 바빠야 오래 산다"라는 말이 있듯이 이제
는 우리의 건강수명을 늘리기 위해서 오장육부로 대표되는 몸 내부
의 장기에만 관심을 쏟을 게 아니라 그 오장육부를 건강하게 지켜주
는 튼튼한 다리에도 신경을 씨시 남녀노소 모두 열심히 걷기 운동을
해야 할 것이다. 왜냐하면 다리는 건강을 위해서 매우 중요한 초석이
기 때문이다.

그러면 우리의 건강수명을 증진시킴에 있어서 다리가 얼마나 중요
한지, 그 소중한 다리를 튼튼하게 하기 위해 어떻게 해야 하는지를 알
아보자.

1. 튼튼한 다리의 중요성

다리에는 인체 근육의 30% 정도가 몰려 있는데 인체의 활력은
이러한 근육량과 밀접한 관계가 있으므로 튼튼한 다리는 바로
활력의 원천이라고 할 수 있다. 또한 튼튼한 다리는 척추에 가해
지는 충격을 줄여주므로 특히 요통으로 고생하는 사람들은 평소
에 꾸준하게 걷는 것이 좋다.

다리를 이용해서 운동을 해야 몸에 남아도는 칼로리와 노폐물을
태워 없앨 수 있으므로 다리는 인체의 화로(火爐) 역할을 한다고
볼 수 있다. 또한 자연의 중력과 반대 방향인 심장으로 혈액을
되돌려 보낼 수 있는 것도 다 다리 덕분이다. 각종 암(난소암, 대장
암, 유방암, 전립선암), 고혈압, 동맥경화, 당뇨병, 비만 등 대부분의
성인병 역시 걷지 않아서 생기므로 평소에 튼튼한 다리를 이용

해서 걷기 운동을 하는 것은 수백 가지의 좋은 약보다 우리의 건강수명을 늘리는 데 훨씬 더 중요한 역할을 한다.

2. 건강수명을 늘리는 효율적인 걷기 운동법

효율적인 걷기는 한 번에 40~50분씩, 1주일에 3~4일 정도 하는 것이다. 다만 여기서 주의할 점은 40~50분 정도 걸을 때에는 쉬지 않고 걸어야 운동 효과가 있다는 것이다. 이것이 '운동' 과 '노동'의 차이점이다. 30분 이상을 쉬지 않고 걸을 때 비로소 체내 지방이 연소되기 시작하므로 40~50분 정도를 쉬지 않고 걸어야만 걷기로 인한 운동 효과를 거둘 수 있다.

간혹 사람들은 불평하곤 한다. "나는 하루 종일 걸어다니는 게 일인데 왜 살은 안 빠지죠? 그게 운동 아닌가요?"라고 말이다. 이것은 '운동'과 '노동'의 차이점을 몰라서 생기는 불평이다. 노동으로 하루에 총 몇 시간을 걷는다고 해도 계속해서 40~50분을 쉬지 않고 걷지는 않기 때문에 체내 지방의 연소 등 운동으로 인한 효과를 보지 못하는 것이다. 즉, 하루 몇 시간을 걸어 다닌다고 해도 중간 중간에 활동을 멈추었다가 다시 걷게 되므로 노동은 운동과는 다른 것이다. 따라서 육체 활동이 많은 일을 하는 사람들도 따로 운동 시간을 내어 노동으로 인한 스트레스 없이 운동 목적으로 걷기 운동을 병행해야 한다.

물론 하루 종일 힘든 노동을 하고 또다시 운동을 한다는 건 어려운 일이다. 실제 몸에 미치는 영향은 다르다 하더라도 노동으로 인해 피곤해진 몸과 정신으로 운동을 하는 것보다 잠을 자는 게 일단 기분 상으로는 개운해지기 때문이다. 하지만 이러한 육체적 · 정신적 피로를 잠으로 풀기보다는 상쾌한 산소를 마시면서 40~50분 정도 걷기 운동으로 푸는 것이 장기적인 건강수명의 증진 차원에서는 보다 더 근본적인 방법이라 볼 수 있다. 참고로 등산을 할 때는 50분 동안 걸은 후 10분 쉬는 식으로 반복하는 것이 건강에 효율적이다.

빨리 걷는 순간 노화가 멈춘다

한의학적으로 볼 때 발에는 인체의 중요한 경락과 경혈이 밀집되어 있다. 따라서 속보로 걷는 것은 경락의 원활한 소통과 신진대사를 좋게 하여 노화를 억제하는 효과가 있다. 빠르게 걸어야 하는 또 다른 중요한 이유는 운동 시에 최대 심박수에 도달해야만 뱃속 깊이 쌓인 내장지방이 제거되고, 생활습관병인 성인병으로부터 벗어날 수 있기 때문이다.

그러므로 숨이 차지 않을 정도로 빠르게 걸으면 노화가 억제되며 건강을 증진시키고 유지할 수 있다. 돈도 들지 않고 누구나 할 수 있는 걷기 운동만으로도 심장병, 고혈압, 당뇨병, 비만 등 주요 성인병들을 예방할 수 있다.

우리가 빠르게 걷기 운동으로 얻을 수 있는 노화억제와 건강수명 증진 효과로는 다음과 같은 것들이 있다.

1. 골다공증 예방

우리가 걷기 운동을 소홀히 하여 근육을 사용하지 않으면 칼슘이 빠져나가 뼈가 약해지며 이것이 심해지면 골다공증이 생길 수 있다. 특히 여성들은 폐경기 이후에 골다공증이 생길 확률이 높으므로 평소 걷기 운동을 본인의 체력에 맞게 꾸준하게 시행하는 것이 좋다.

2. 당뇨병 예방

당뇨병의 원인으로는 운동 부족과 과식도 있다. 즉, 많이 먹고 움직이지 않으면 혈당의 소비가 이루어지지 않아 당뇨병이 생길 수 있으므로 무리하지 않는 범위 내에서의 걷기는 당뇨병의 예방과 치료에 적합한 운동이다.

3. 비만 예방

우리가 보통 체중 1kg을 감량하기 위해서는 약 7,000kcal 정도를 소비해야 하므로 복부 등의 비만을 예방하고자 한다면 격렬한 운동보다는 걷기와 같이 평소에 꾸준하게 할 수 있는 운동이 칼로리의 지속적인 소모에 더 효율적이다.

4. 심장병 예방

규칙적으로 걷기 운동을 하면 몸속의 지방을 연소하고 혈액순환을 원활하게 하므로 심장 기능이 좋아져 협심증, 심근경색 등의 심장병을 예방할 수 있다.

5. 스트레스 해소

걷기를 하면 스트레스 해소에 도움이 되는데, 그 이유는 걷기 운동이 뇌에 적절한 자극을 주어 자율신경의 작용을 원활하게 해주기 때문이다. 따라서 걷기는 우울증 등 각종 정신질환을 예방할 수 있는 무척 좋은 운동이다.

6. 혈압을 떨어뜨림

걷기를 하면 혈압을 올리는 카테콜라민 호르몬의 분비가 억제되고 혈압을 내리는 도파민 호르몬이 증가하므로 혈압이 떨어진다. 이와 같이 고혈압을 예방하고 치료하는 데에는 근육의 이완과 수축이 반복되는 걷기 운동이 가장 좋다.

뱃살은 나잇살이니 끼고 살아야 한다?

뱃살은 바로 복부비만(Abdomen Obesity)을 말하는데 남녀를 떠나 제일 고민인 부위가 바로 뱃살이다. 하지만 뱃살은 미용 차원에서가 아니라 건강증진의 차원에서 무척 중요하다. 왜냐하면 복부비만의 경우에 신체 다른 부위의 비만보다 암, 중풍, 고혈압, 심장병, 당뇨병 등 한국인의 건강수명을 위협하는 주요 성인병의 발생률이 훨씬 높기 때문이다.

복부비만의 기준은 간단하다. 허리둘레가 아래 표와 같은 경우다.

남자	90㎝(35인치) 이상
여자	80㎝(31인치) 이상

복부비만이란 일명 내장형 비만이라고도 하며 한마디로 내장에 낀 기름으로, 이는 피하지방과는 달리 황색지방(yellow fat)으로 불리는데 동맥경화, 심장병, 고혈압 등 성인병의 주원인이 된다.

그런데 나이가 들면 뱃살은 어쩔 수 없이 나오게 되어 있다는 생각으로 복부비만을 그대로 방치하는 사람들이 많다. 물론 몸매 관리만 집중하며 살 수 없는 현실인데다 20대의 몸매를 계속 유지하는 건 쉬운 일이 아니다. 하지만 결코 뱃살은 나잇살이 아니다. 다만 잘못된 생활습관이 그 나이만큼 누적되어 뱃살로 나타난 것뿐이다. 우리가 결코 잊지 말아야 할 사실은 복부비만은 일상생활에서의 사소한 1%의 생활습관, 특히 식생활 원칙을 제대로 지킴으로써 충분히 예방할 수 있다는 것이다.

그 원칙을 요약하면 다음과 같다.

1. 불필요한 간식과 야식 등을 밤늦게 먹지 않는다. 입이 심심할 때는 당근, 오이 등을 먹는 게 좋다.
2. 술을 자주 마시지 않는다.
3. 고지방 음식과 백미, 백설탕, 백밀가루 등의 가공식품을 피하고 잡곡류, 콩류, 현미 등을 많이 섭취한다.
4. 물을 하루 2ℓ 이상 충분하게 섭취한다.
5. 하루 40~50분 정도의 유산소운동을 일주일에 3~5회 실시한다.
6. 하루에 30분~1시간 정도 복식호흡을 실시한다.
7. 샤워와 목욕 중에 복부 마사지를 한다.

8. 바른 자세로 걷기 운동을 지속적으로 한다.

9. 평소에 복부 스트레칭을 생활화한다. 복부 스트레칭에는 다리 구부려 당기기, 발목 잡고 상체 앞으로 숙이기, 상체를 굽혀 다리 사이에 양손 넣기, 등 구부렸다가 펴기 등이 있으며 본인의 신체적 상태에 적합한 것을 골라서 하면 된다.

이처럼 복부비만을 비롯한 비만은 한국인의 건강수명을 위협하는 주요 4대 성인병의 뿌리가 됨을 알 수 있다. 특히 복부의 내장지방은 그 위험성을 증대시키므로 평소의 생활습관을 잘 조절함으로써 뱃살이 불필요하게 나오지 않도록 주의해야 한다. 그것이 미래의 건강장수를 위한 지름길이다. "나이 먹으면 다 그러려니…" 하고 넘어가면 암, 중풍, 심장병, 당뇨병 등의 위험한 병에 걸려 여생을 고통수명 속에서 살아야 한다. 단지 1%의 사소한 생활습관을 바로잡아 제대로 실천해가면 여생을 그야말로 질적으로 향상된 삶을 누리며 행복하게 살 수 있다. 이제 어떤 인생의 항로를 선택할 것인가는 바로 이 책을 읽는 여러 분의 몫이다.

건강한 척추 만들기

우리 몸을 지탱해 주는 척추를 건강하게 유지하기 위해서는 어떻게 해야 할까?

1. 가장 중요한 것은 일상생활에서 올바른 생활습관과 자세를 가지는

것이다. 척추와 함께 목은 너무 오랫동안 뒤로 편 상태나 앞으로 구부린 상태는 피하는 것이 좋으며 눈높이에 맞추어 책을 보는 것이 좋다. 그리고 너무 오랫동안 한 자세로 일이나 공부를 하기보다는 30분 정도에 한 번씩 일어나 가벼운 스트레칭을 하는 것이 척추 건강에도 좋고 일과 공부의 효율도 높일 수 있다.

2. 평소에 균형 잡힌 영양섭취를 해야 한다. 특히 평소에 자신의 정상체중을 잘 유지하는 것이 중요한데, 이는 살이 쪄서 비만하게 되면 목, 허리에 무리가 많이 가서 척추 사이의 지지 역할을 하는 추간판(디스크)으로 가는 체중 부하가 많아져 추간판이 쉽게 손상되어 디스크 등의 척추질환이 생기기 때문이다.

3. 목과 허리의 척추가 아픈 경우 이는 정신적인 스트레스와도 관계가 깊다. 따라서 정신적인 안정 여부가 척추 건강에 영향을 미치므로 긍정적이면서도 항상 여유 있는 마음가짐이 척추질환의 예방과 치료에도 매우 중요하다.

4. 척추의 건강을 위해서도 금연하는 것이 바람직하다. 흡연이 추간판을 비롯한 척추 건강에도 안 좋다는 것은 남녀 모두에게 해당된다. 왜냐하면 지난 20~30년에 걸친 역학 조사에서 흡연이 추간판 탈출증인 디스크질환과 밀접한 상관관계가 있음이 밝혀졌기 때문이다. 장시간 흡연을 하는 경우 추간판의 혈액순환을 방해하여 추간판의 세포를 손상시킨다.

5. 척추를 건강하게 유지하기 위해서는 근력 강화 운동과 유연성 강화 운동으로 걷기, 달리기, 수영 등을 주기적으로 꾸준하게 하는 것이

좋다. 이런 운동은 척추를 지지하는 여러 근육의 혈액순환을 좋게 하고, 건강하고 튼튼한 상태를 유지하게 하므로 척추뼈 사이의 추간판이 망가지는 것을 예방할 수 있다.

6. 척추에 이상이 생기면 잘 모르는 상태에서 주위의 불확실한 경험이나 민간요법에 의존하여 적절한 치료시기를 놓치는 경우가 많은데 이를 특히 주의해야 한다.

일상생활에서의 단순한 요통이나 염좌인 경우는 큰 문제가 되지 않는다. 그러나 통증이 한 달 이상 오래 지속되거나, 허리 통증이 있으면서 체중이 감소하거나, 충분히 쉬는데도 계속 아플 때, 암으로 진단을 받고 치료한 병력이 있을 때, 일을 할 때보다 휴식을 취하고 있을 때가 더 아픈 경우에는 한·양방 의료기관의 정확한 진단과 치료를 받는 것이 필요하다.

그리고 허리가 아프면서 다리가 당기는 증상이 같이 있는 경우는 허리 디스크 질환일 가능성이 크다. 이때도 물론 한·양방 의료기관을 방문하여 정확한 진찰을 받는 것이 좋다. 척추질환의 경우 자가진단으로 적절한 치료시기를 놓치거나 잘못된 처치로 병을 키워서 병원을 찾는 경우가 적지 않으므로 주의해야 한다.

잘 자야

건강해진다

잠이 보약이다

진료를 하다 보면 불면증으로 시달리는 환자들을 상당히 많이 접하게 된다. 이들의 대부분은 한방 의료기관과 양방 의료기관을 오가며 이런저런 치료를 받다가 호전되지 않아 찾아온 분들이다. 불면의 고통은 사람이 겪는 고통 중에서 매우 심한 경험에 속하며, 건강수명을 해치는 주요한 원인 중 하나이다. 당연히 삶의 질도 떨어뜨림은 물론이다. 이러한 수면 장애는 만성피로 증후군의 원인이 되며 때로는 방심하여 대형 참사를 유발하기도 하므로 평소 건강수칙을 잘 지켜서 불면증에 걸리지 않도록 노력해야 한다.

한방에서는 불면증의 원인을 크게 6가지로 나누며 각각의 원인별로 정확한 진단을 거친 후에 약물치료, 침구치료, 한방물리요법, 목과 척추의 경락 기능을 재생시키는 심부온열(하이퍼써미어, 인디바)치료, 한방스파(유수진동저주파온욕)치료, 자율신경계를 안정시키는 향기요법 및 음향치료, 고순도산소이온치료 등을 시행하는데, 꾸준하게 치료하면 효과가 좋다.

불면증의 원인은 단일적인 것이 아니라 복합적인 것이므로 평소 규칙적인 생활리듬을 유지하고 적절한 식생활습관을 유지하며 유산소운동을 게을리 하지 않는 것이 좋다. 한방에서 이야기하는 불면증의 6가지 원인은 아래와 같으며 각각의 원인에 따른 치법과 처방대로 치료하면 불면증 해소에 도움이 된다.

1. 담연울결(痰涎鬱結, 체내의 경락에 끈끈한 가래, 비정상적인 타액과 같은 병리적인 체액이 뭉침)
2. 사결불수(思結不睡, 한 가지 생각에 골몰하게 되어 잠이 잘 오지 않는 경우)
3. 심담허겁(心膽虛怯, 심장과 한의학에서 결단을 내리는 장기로 간주하는 담의 기능 허약으로 인해 정신적 기능이 약해짐)
4. 영혈부족(營血不足, 정신적·육체적 과로, 또는 큰 병을 앓은 후, 산후에 인체의 영양분과 혈액이 부족한 경우)
5. 위중불화(胃中不和, 소화기의 기능이 조화롭지 못함)
6. 음허내열(陰虛內熱, 몸 안의 음이 부족하여 내부적으로 열이 발생함)

불면증은 수없이 많은 원인들로 인해서 생기므로 불면증을 해결하려면 잠을 못 이루는 원인부터 정확하게 알 필요가 있다. 걱정, 근심 등의 심리적 요인뿐만 아니라 때로는 사지운동증(무릎 아래 다리를 주기적으로 떠는 것), 기타 통증 등의 신체적 질병들이 불면증의 원인이 될 수 있다. 따라서 불면증이 아주 심한 경우에는 그 원인을 정확하게 찾아내기 위해 '수면다원검사' 등을 받아볼 필요도 있다.

불면증의 유형은 잠이 들지 못하는 유형, 잠을 자다가 중간에 자주 깨는 유형, 새벽에 잠이 깨서 다시 잠들지 못하는 유형 3가지이다. 이 중에서 잠이 들지 못하는 첫 번째 유형이 가장 많으며 증상도 가장 심각하다. 첫 번째 유형은 스트레스 등의 대부분 심리적 원인에 의한 것이며, 두 번째와 세 번째 유형은 수면 무호흡증과 사지운동증 등의 신체적인 문제가 주요 원인이다.

우리가 잘 알고 있듯이 인생의 1/3~1/4은 잠을 자는 시간이다. 이처럼 인생에서 잠을 자는 시간은 매우 길다. 그만큼 수면이 우리 인간에게 있어 중요한 것임을 반증하는 사실이라고 생각한다.

필요한 양과 질적인 수면은 정상적인 생활을 하기 위한 가장 필수적인 조건이다. 때문에 평소의 생활리듬이 깨지지 않도록 신경 써야 한다. 생활리듬이 깨지면 제일 먼저 영향을 받는 것이 바로 잠이기 때문이다.

우리는 잠을 잠으로써 하루 동안 소비했던 에너지를 다시 충전하고 기력을 보강하여 몸의 상태를 다시 활동할 수 있는 정상 상태로 만들 수 있다. 잠은 뇌의 재충전에도 중요한 역할을 하며, 자는 동안 단백질 합성과 세포분열을 통해 성장호르몬의 분비도 증가한다. 그래서 자라나는 아이들과 청소년기에 충분히 자야 한다는 말이 나오는 것이다.

몸이 필요한 양만큼 잠을 자지 못하면 피곤한 것은 당연하고, 불안을 느끼고 집중력이 떨어진다. 이러한 불면증 상태가 길어지면 안절부절하거나 극도로 예민해지고 정신이 혼란스러우며 피해의식마저 생긴다. 또한 감각장애와 수전증 등의 장애가 생기기도 한다.

이렇듯 잠은 우리의 몸과 마음이 건강하기 위해 꼭 필요한 것이다. 잠을 자지 못한다고 해서 짧은 기간 안에 죽거나 하진 않지만 건강수명을 이야기할 때 잠을 빼놓을 수가 없다. 불면증을 극복하지 않으면 그것만으로도 건강수명은 줄어들고 고통수명은 늘어나게 된다.

한의학적 관점으로 볼 때 인간은 자연의 일부이므로 수면 습관도 자연의 흐름을 그대로 쫓아가는 것이 가장 좋다. 따라서 원칙적으로는 해가 뜬 후 1~2시간 이내에 일어나고 해가 진 후 1~2시간 이내에 자는 것이 인체의 경락 흐름과 잘 일치한다. 또한 해가 긴 봄과 여름에는 일찍 일어나고 늦게 자는 것이 건강에 좋다. 겨울에는 그 보다 늦게 일어나고 일찍 자는 것이 좋으며, 가을에는 여름보다는 조금 늦게, 겨울보다는 조금 빨리 일어나고 일찍 자는 것이 건강에 이롭다. 이러한 한의학적인 수면 원칙은 모두 인체라는 소우주가 자연이라는 대우주와 조화를 잘 이루고자 하는 원리에 그 토대를 두고 있다.

건강 만점의 좋은 잠을 자는 법

그러면 건강수명 증진에 좋은 질적인 수면을 위해서는 어떻게 해야 할까?

첫째, 잠자기 적합한 환경을 만드는 것이 필요하다. 잠자는 곳의 온도는 활동할 때보다 조금 낮고 건조하지 않아야 하며, 조명도 어두워야 하고 소음도 적어야 한다. 특히 중년기에 접어들면 청년기에 비해 자다가 소리 때문에 깨는 경우가 많으므로 방을 조용하고 아늑하게 만들어야 한다. 그리고 '고침단명(高枕短命)'이라는 말에서 알 수 있듯이 베개는 높지 않게 베고 누웠을 때 자신의 팔뚝 굵기 정도가 적당하다. 침대가 좋은지, 바닥이 좋은지는 딱 잘라 말할 수 없다. 침대에서 자더라도 지나치게 푹 꺼지지 않고 몸을 지지할 수 있어야 하고, 바닥에서 자더라도 요를 두툼히 깔아 탄력이 있어야 한다. 대개 허리병이나 관절염, 신경통이 있는 사람에게는 딱딱한 잠자리가 좋고, 건강한 사람에게는 적당히 부드러운 잠자리가 좋다.

둘째, 잠을 자는 자세는 마치 아기가 엄마 뱃속에 있을 때처럼 살짝 웅크리고 자는 것이 좋다. 이때 방향은 오른쪽으로 웅크리는 것이 가장 좋다. 똑바로 누우면 근육들이 펴진 상태라 긴장이 되고 엎드리면 가슴이 압박을 받는다. 왼쪽으로 누워도 심장이 압박을 받으므로 가급적 오른쪽 옆구리를 밑으로 하고 오른손을 구부려 베개 앞에 두고 왼손은 자연스럽게 왼쪽 다리 위에 둔다.

셋째, 하루의 리듬이 깨지지 않도록 한다. 혹 부득이하게 밤에 잠을 제대로 못 잤더라도 다음날 너무 늦게 일어나거나 낮잠을 많이 자지 않도록 한다. 그래야 다시 빠르게 정상적인 생활로 돌아올 수 있으며 밤에 쉽게 잠들 수 있다.

넷째, 낮에 적당한 운동을 해서 몸을 적당히 피로하게 만든다. 하지만 지나친 운동은 오히려 몸을 과도하게 긴장시켜 이완상태로 쉽게 바뀌지 못하게 하므로 오히려 수면을 어렵게 할 수 있다.

다섯째, 햇빛을 적절하게 쬐어야 한다. 식물에게만 햇빛이 필요한 게 아니다. 낮에 적당량의 햇빛을 쬐는 것이 건강에, 특히 수면에 도움이 된다는 연구 결과가 최근에 나오고 있다.

여섯째, 수면에 도움이 되는 음식을 먹도록 한다. 사실 불면증 환자의 대다수는 몸이 허하고 지쳐서 잠을 잘 이루지 못하는 경우가 많다. 잠이 잘 오지 않을 때는 억지로 잠을 청하기보다 독서를 한다거나 하여 마음을 안정시키고, 와인이나 따뜻한 우유를 한 잔 마시는 것이 좋다. 한의학에서는 호도, 검은깨, 둥글레차 등을 부작용 없는 건강수면 식품으로 권한다.

나이에 따라 달라지는 잠 자는 방법

모든 사람이 다 그런 것은 아니지만 대부분의 사람들은 나이가 들면서 잠을 자는 방식이 조금씩 달라진다. 젊었을 때는 베개에 머리를 대면 쉽게 자던 사람들도 나이가 들수록 잠들기까지 시간이 걸리고 얕은 잠을 자는 경우가 많다. 그 바람에 자고나도 개운한 느낌을 갖기 어렵다. 이것은 나이가 들면서 호르몬이나 생리적인 변화로 인해 잠들어 있는 수면기와 깨어 있는 각성기를 구분하는 리듬이 조금씩 흐트러지기 때문이다. 그래서 수면기가 빨리 당겨져 일찍 잠들고 새벽에 일찍 일어나게 되는데, 은퇴라는 외부적 요인까지 겹쳐 규칙적인 사회활동을 하지 않는 것이 각성기와 수면기의 구분을 모호하게 하는 또 하나의 원인으로 지적받고 있다.

대부분의 어르신들은 자는 동안 소리에도 민감하여 대략 2회 정도 깨는 청년들에 비해 10회 이상 여러 번 깨는 것으로 알려져 있다. 그러니까 어르신들이 낮에 잘 조는 이유는 생리적인 변화로 인해 밤에 충분한 숙면을 취하지 못하기 때문이다. 자는 시간의 양은 젊었을 때와 별반 달라지지 않았지만 실제 잠의 질이 떨어져 재충전이나 휴식을 하지 못한 것처럼 나타나는 것이다.

또한 노년기에 많이 발생하는 질환으로 인한 수면방해도 적지 않다. 호흡기질환이라든지 관절염, 위궤양 통증 등이 깊은 잠을 들지 못하게 하는 원인이 된다. 뿐만 아니라 소변을 저장하는 방광이 노화되어 자주 용변을 봐야 하는 것도 자다가 깨게 하는 요인 중 하나이다. 이런 경우 숙면을 취할 수 없고 잠을 자도 피곤한 상태가 지속된다. 특히 치매에 걸리면 밤과 낮의 수면이 바뀌는 경우가 흔한데, 이는 가족들에게도 매우 심각한 스트레스 요인이 될 수 있다.

이렇듯 나이가 들면 생리적 변화로 인해 수면의 방식에도 많은 변화가 온다. 그렇다고 두 손 놓고 당하지 말고 적절한 조치를 스스로

취해 수면의 질을 높이도록 해야 한다. 잘 먹고 잘 자고 잘 배설하는 것, 이것은 건강의 필수 원칙이다. 건강수명을 강조하는 이유는 영원히 살자는 것이 아니다. 골골 아픈 몸으로 오래 살자는 것도 아니다. 건강한 육체와 정신으로 삶을 즐기면서 살자는 것, 이것이 바로 건강수명을 강조하는 이유이다.

숙면하면 젊어진다

일반적으로 어르신 두 명 가운데 한 명은 밤에 잠들기까지 오랜 시간이 걸리고 또한 잠을 자는 시간도 짧은 경향이 있다. 이는 나이가 들면서 잠을 잘 때 멜라토닌(melatonin)의 분비가 줄어들어 잠을 자는 시간이 그만큼 줄어들기 때문이다.

멜라토닌은 잠을 잘 때 수면을 도와주는 호르몬이며 코르티솔(cortisol)은 낮에 잠이 들지 않도록 각성시켜 주는 호르몬이다. 규칙적인 생활을 하면 원래 밤에는 멜라토닌, 낮에는 코르티솔이 분비된다. 그러나 규칙적 생활리듬이 깨지면 반대로 낮에 멜라토닌, 밤에 코르티솔이 분비되어 밤에 숙면을 못 취하게 되고 이는 24시간 내내 삶의 질을 파괴하여 궁극적으로 건강수명도 줄어들게 한다.

잠은 "7시간 자는 사람이 가장 오래 산다", "8시간 자는 사람이 가장 오래 산다" 등 여러 가지 이야기들이 있지만 이는 절대적인 것이 아니다. 수면습관에도 사람들마다 고유의 체질적 차이가 있는 것이지 절대적인 원칙은 없다. 수면은 단순히 잠을 자는 시간에만 국한되는 문제가 아니다. 8시간을 잤다 하더라도 숙면을 취하지 못했으면 깨어 있는 나머지의 16시간 역시 불편하고 고통스러우므로 수면이란 24시간의 문제라고 생각해야 한다.

숙면을 취하지 못하면 피로가 누적되어 만성피로가 되며 이 만성피로는 우리의 몸을 힘들고 지치게 하여 노화를 촉진하게 된다. 결국 우리의 목표인 건강수명 증진에도 좋지 않은 영향을 끼친다. 사실 젊은이들도 우리 몸에 충분한 휴식과 재충전의 기회를 주는 숙면을 취하지 못하면 생체리듬이 깨져 건강에 치명적인 결과를 가져오는데, 면역력이 약화된 어르신들이야 수면부족으로 인해 더 좋지 못한 경험을 하게 된다.

나이가 들면 잠이 줄어든다고들 하는데, 이것은 수면시간 자체가 줄어드는 것이 아니라 깊은 수면에 빠지는 시간이 줄어드는 걸 말하는 것이다. 그래서 나이가 들수록 밤에 자다가 자주 깨게 되어 낮에 졸게 되는 경우가 많게 된다. 낮에 졸게 되면 자연히 밤에 더 자주 깨게 되어 깊은 수면을 못 취하게 되는 악순환의 고리가 만들어지므로 어르신들이 낮에 정상적인 활동과 운동을 할 수 있는 사회적 여건이 조성되어야 할 것이다. 즉, 어르신들일수록 낮 시간에 충분하게 활동하며 규칙적인 생활을 해야 밤에 숙면을 취할 수 있다.

하지만 무조건 많이 잔다고 건강에 좋은 것은 결코 아니다. 뭐든지 지나친 것도 부족한 것 못지않게 좋지 않다. 특히 일부 어르신들의 경우 몸에서 추동(推動), 온후(溫煦), 방어(防禦), 고섭(固攝), 기화(氣化)의 5대 작용을 하는 기(氣)가 허하게 되면 신체의 기능들이 축 쳐져서 지나치게 잠을 많이 자게 될 수도 있다. 이렇게 되면 수면 중추가 더 피곤하게 되고 관련 장부의 기능도 더 쇠약해지게 된다. 따라서 10시간 이상 자면 단명한다는 말도 있다.

또한 어르신이 지나치게 불면증이 오래 지속되면 우울증 등 몸에 다른 이상이 없는지 세밀한 진찰을 받아볼 필요가 있다. 그리고 낮잠을 습관적으로 자기보다는 유산소운동과 적절한 스트레칭 등을 통해 몸의 피로를 풀어주는 것이 밤의 숙면을 위해서는 더 바람직하다.

낮에 많이 졸리는 경우를 한의학적으로는 간의 기능이 허약하여 노화의 주범인 젖산과 몸속의 탄산가스 등의 노폐물에 대한 해독기능을 못하는 것이 원인이라고 본다. 따라서 생선, 과일, 야채, 나물 등의 섭취가 중요하다. 생선에 들어 있는 양질의 단백질은 간 기능을 보강하며 과일, 야채, 나물에 들어 있는 비타민과 무기질은 우리 몸의 신진대사를 도와주어 낮에 졸리는 현상을 방지하므로 어르신들의 숙면에 도움이 된다. 또한 낮에 햇볕을 많이 쬐는 것이 밤에 수면을 취할 때 멜라토닌의 분비를 많게 하여 숙면에 도움이 된다. 이렇게 숙면을 취하여 하루의 피로를 충분히 풀게 되면 노화를 멀리할 수 있다.

대한수면학회에서 추천하는 올바른 수면 원칙

대한수면학회에서 추천하는 올바른 수면 원칙은 다음과 같다.

1. 낮잠은 피한다. 낮 시간에 너무 졸린다면, 오후 3시 이전에 한 시간

이하로 한 번 정도 잔다.

2. 규칙적인 수면습관을 갖는다.

3. 누워 있는 시간을 야간에 잠자리에 드는 시간으로 제한한다.

4. 초저녁의 과도한 운동은 흥분을 일으켜 수면에 방해가 된다.

5. 야간에 과식을 하는 것은 수면에 방해가 된다.

6. 카페인이 든 음료, 술, 담배는 수면에 도움을 주지 않는다(카페인을 함유한 식품 중 대표적인 것으로 커피, 차, 초콜릿, 두통약, 콜라 등이 있다).

7. 잠들기 전에 따뜻한 물에 목욕을 하면 잠드는 데 도움이 된다.

8. 침실을 잠들기에 적합하도록 조용하고 어두운 분위기로 만든다.

9. 침실의 시계를 모두 치운다.

10. 졸릴 때만 잠자리에 든다. 잠들기가 힘들거나 자주 깬다면, 침실을 벗어나 다른 곳에서 조용히 다른 일들을 한다.

THE SECRET TO HEALTH
불면증의 예방과 치료에 도움이 되는 한방 약차

한방에서 불면증의 예방과 치료에 효과가 있는 것으로 알려진 약차로는 산조인(酸棗仁)차 등이 있다. 또한 호도, 둥굴레차 등도 부작용 없는 건강수면 식품으로 권할 만하다.

산조인(酸棗仁)은 "산조감평한번견 생능소수초다면(酸棗甘平汗煩蠲 生能少睡炒多眠, 멧대추 씨는 맛이 달고 약성이 따뜻함과 차가움의 중간으로 평하다. 허약하여 나는 땀과 번갈증을 없애며 날것을 사용하면 잠이 적게 오고, 볶아서 사용하면 잠이 잘 오게 한다)"이라 하여 보간영심(補肝寧心, 간의 기능을 보강하고 심장을 안정시킴), 염한생진(斂汗生津, 땀을 거두게 하고 진액을 생성함)의 효능이 있다.

⊛ 만드는 방법과 복용법

깨끗한 물 1ℓ에 산조인(멧대추나무의 씨를 말하며, 타지 않도록 잘 볶아서 사용함) 30g, 감초 5g, 대추 10개 정도를 넣고 약한 불로 1시간 정도 끓여 아침, 저녁으로 80㎖씩 복용한다.

즐겁고

젊 게 사 는 법

마음이 젊으면 건강이 온다

이제마는 마음을 다스림으로써 질병을 치료하는 '치심치병(治心治病)'의 정신을 강조하였다. 오늘날에 특히 '심신의학(心身醫學)'이 강조되는 이유도 치심치병을 통해서 더욱 잘 이해할 수 있다.

이제마가 집필한 《격치고(格致藁)》에는 '제중신편(濟衆新編)'과 '유고초(遺稿抄)'가 부록으로 실려 있는데, 그중에서 '제중신편'을 구성하는 〈오복론(五福論)〉, 〈권수론(勸壽論)〉, 〈지행론(知行論)〉이라는 세 개의 글은 이제마가 1897년에 쓴 것으로 《격치고》 초판본에 기록되어 있다. 〈오복론〉에서 이제마는 인생의 지극한 즐거움 다섯 가지를 들고, 그중에 최고는 장수라고 말한다. 그리고 장수를 얻는 방법은 모든 질병의 근원인 심화(心火)를 다스리는 데 있다고 하는데, 이는 사상체질론에 있어서 가장 핵심적인 이제마의 의학적 입장을 나타내는 말이다. 〈권수론〉은 《동의수세보원》의 '광제설(廣濟說)'에서 글을 가져와 장수를 권하는 글로 재구성한 것이다. 여기서 이제마는 장수를 해치는 교만·사치·나태·탐욕을 멀리하고, 검소·근면·경계·견문을 가까이하여 장수를 누리라는 충고를 하고 있다. 그리고 〈오복론〉에서와 마찬가지로 술보다는 술을 찾는 마음, 즉 마음과 몸의 나태함이 질병과 인생에 있어서 모든 문제를 야기하는 근본적인 원인임을 강조하고 있다. 〈지행론〉에서는 지(知)와 행(行)을 심(心)과 신(身)으로 구분하여 마음의 종용(從容)과 방탕(放蕩)의 유무에 의해 지혜로움과 어리석음이 나누어지며, 몸의 민강(敏强, 민첩하고 강함)과 투일(偸逸, 탐내고 안락하게 지냄)의 유무에 의해 현명함과 못남이 나누어진다고 하면서 방탕과 게으름을 경계하고 있다. 이제마는 이러한 마음과 몸의 어리석음과 못남을 극복할 수 있는 지혜롭고 현명한 방법으로 학문(學問, 배움과 물음)을 통한 방탕함의 극복, 그리고 사변(思辨, 생각과 분별)을 통한 게으름의 극복을 제시하고 있다. 이제마는 이러한 과정을 통해 지와 행이 크고 작음에 상관없이 모두 선(善)을 위하게 된다고 말하고 있으며, 이것이 의학적으로 건강한 삶이며 장수하는 길임을 결론적으로 말하고 있다.[12]

'유고초'는 이제마의 나이가 59세 되던 해에 쓴 글로, 이 글에서 이제마는 마음은 언제나 지나치기 쉽고, 몸은 언제나 모자라기 쉽다고 말한다. 따라서 마음을 드러내는 말은 언제나 지나치기 쉬우며, 몸을 드러내는 행동은 언제나 모자라기 쉽다고 말하고, 이러한 마음과 몸의 과(過)·불급(不及), 즉 말과 행동의 과·불급을 극복하여 중용을 이루라고 강조하고 있다. 그리고 다른 사람과 자신의 관계에 있어서도 다른 사람에게는 언제나 모자랄 것이며, 자신에게는 언제나 지나칠 것이라고 규정하고, 항상 다른 사람을 우선시하여 중용을 획득하라고 강조하고 있다. 이 역시 중용을 제일의 가치로 생각하는 이제마의 의학적 입장과 사상의 핵심을 나타내는 말이라고 할 수 있다.[13]

모든 일은 마음먹기에 달려 있다는 말을 모르는 사람은 아마 없을 것이다. 그러나 실제로 의학적인 관점에서도 마음을 잘 다스리고 젊은 사고로 살아가면 우리의 몸도 그렇게 인식하여 젊게 된다. 마음을 잘 다스린다는 것은 매우 쉬운 일 같으면서도 사실은 매우 어려운 일이다. 그야말로 인생에 있어서 득도(得道)의 경지에 이르지 않고서는 다가갈 수 없는 일일 수도 있다. 그러나 여기서 마음을 잘 다스리라는 것은 어떤 수행을 하라는 것이 아니고 불필요한 과거의 집착 등으로 인한 스트레스 호르몬 분비를 최소화하자는 의미다. 유해한 스트레스 호르몬은 우리의 몸을 고장 나게 하는 요인이기 때문이다. 즉, 마음을 잘 다스리는 방법 중의 하나는 과거를 잊고 젊은 마음으로 사는 일이다.

일반적으로 어르신들께서는 매사에 신중하고 사려가 깊지만 간혹 지나치게 과거에 집착해서 소극적인 생활을 하는 분들도 있다. 또한 체면 등을 이유로 지나치게 화를 내지 않고 참으며 슬퍼도 속으로만 슬퍼하는 경향이 있다. 즉, 자신의 감정을 드러내어 표현하지 못하는 경우가 많다.

그런데 우리가 진정으로 삶의 질을 향상시키고 건강하게 오래 살려면 이러한 여러 가지 고정관념에서 벗어날 필요가 있다. 의학적으로는 자신의 감정표현에 충실할수록 심장병 등의 발생률이 떨어진다고 본다. 곧 희로애락의 감정표현을 있는 그대로 충실히 표현하면서 사는 것이 마음을 젊게 해주며 건강에는 더 이롭다는 이야기이다.

마음에는 나이가 든다고 해서 주름살이 생기는 것도 아니고 흰 머리가 나는 것도 아니다. 또한 마음을 젊게 하기 위해 무슨 약을 먹어야 한다든지 아니면 어떤 좋은 음식을 섭취해야 하는 등 돈이 드는 일도 전혀 없다. 이 얼마나 경제적인 건강증진 방법인가? 우리가 하기에 따라 마음은 언제나 조절 가능하므로 20대의 젊은 마음가짐으로 매사에 임하면 우리의 몸도 그 마음에 맞추어 적응이 되므로 젊어질 수 있다. 이렇게 되면 우리 몸의 자연치유력이 면역력을 증강시켜 질병에 대한 저항력도 강화되어 건강수명이 늘어날 수 있다.

건강을 좀먹는 스트레스!

스트레스는 만병의 근원이자 몸을 해치는 독이다. 스트레스를 받으면 아드레날린, 노르아드레날린, 코르티솔 등의 스트레스 호르몬이 분비되어 우울증과 고혈압, 심장질환, 편두통 등의 질환을 일으킬 뿐만 아니라 면역력이 감소하여 몸 안에서 암 세포를 죽이는 능력이 감소한다. 하지만 복잡한 관계와 일에 둘러싸여 살아가는 현대사회에서 스트레스를 안 받는다면 거짓말이다. 문제는 스트레스를 받더라도 그때그때 풀어버리라는 것이다. 스트레스를 쌓아두지 말고 적절하게 풀어야 부교감신경계의 세력이 우세하게 되어 엔도르핀 등 건강에 유익한 호르몬이 분비된다. 그러면 인체가 안정적인 휴식상태로 빠지게 되고 우리 몸은 더욱 건강해진다. 당연히 건강수명도 늘어나게 된다.

우리가 일상생활을 함에 있어 항상 긍정적인 마음자세(PMA, Positive Mental Attitude)로 모든 일에 임해야 하는 이유가 이러한 스트레스를 해소하고 더 나아가 건강을 더욱 증진시키기 위해서이다. 요즘에는 조금 더 나아가서 초(超)긍정주의로 살아야 한다는 주장도 있다. 이렇게 초긍정주의로 살아가게 되면 일도 더 잘 풀릴 수 있으며 건강도 더욱 좋아지게 된다. 그러니 가능하면 힘든 상황에서도 늘 웃으며 일부러라도 긍정적인 생각을 하는 것이 모든 면에서 유리하다.

사람이 화를 낸다든지 스트레스를 받게 되면 부신수질(副腎髓質, adrenal medulla)에서 혈압을 강하게 상승시키는 노르아드레날린이 분비된다. 이 물질은 스트레스 호르몬의 일종인데 강한 독성이 있다. 자연계에 존재하는 독으로는 뱀 독 다음으로 강하다고 하니 우리 몸에 얼마나 해로울지 짐작할 만하다.

반면 엔도르핀의 일종인 베타 엔도르핀(β-endorphin)은 뇌에서 분비되는 호르몬 가운데 가장 긍정적인 효력을 나타내는 물질로 면역력을 높여주는 효과가 뛰어나다. 우리가 알고 있는 모르핀은 일종의 마약으로 독성이 있지만 베타 엔도르핀과 같은 뇌 내 모르핀은 독성이 없다. 그러나 그 효력은 마약 모르핀의 5~6배나 된다고 한다.[14] 그리고 학자들에 따라 의견이 약간 다르긴 하지만 고통을 줄여주는 엔도르핀의 진통 효과는 마약 성분인 모르핀(가장 강력한 마약성 진통제)보다 약 48~200배 작용이 강하다고 한다. 외국의 자료에 의하면 엔도르핀 중 하나인 베타 엔도르핀은 모르핀에 비해 18~50배의 진통 효과를 보이고 '디노르핀(dynorphin)'이라 불리는 다른 하나의 물질은 모르핀에 비해 500배 이상의 진통 효과를 갖는다고 한다.

한방 의료기관에서 시술받는 침의 진통, 치료효과도 이 베타 엔도르핀으로 설명된다. 침을 맞음으로써 뇌 내에서 인체에 진통 및 치료 효과를 내는 유익한 호르몬이 분비되고 신진대사가 활발해져 비만도 예방되고 병에 대한 저항력도 키워져 병에 잘 걸리지 않게 되는 것이다. 따라서 동양의학은 '기분 좋게 만드는 의학'이라고 비유되기도 한다. 뇌에서 유익한 호르몬을 분비하도록 유도하여 인체 내의 저항력과 면역력을 키워 병에 걸리지 않도록 노력하는 것이 동양의학의 근본정신이다.

THE SECRET TO HEALTH
스트레스 대처법

1. 가끔씩은 어떤 문제를 당장 해결하려 들지 말고 잠시 그 문제에서 벗어나 자신만의 홀가분한 시간을 갖는다. 정작 바닷물 속에서는 물 색깔이 보이지 않듯 잠시 떠나 있는 순간에 더 좋은 해결방법이 나타나

기도 하기 때문이다.

2. 가끔씩 누구의 간섭도 받지 않는 혼자만의 공간과 시간을 마련하여 몸과 마음을 비운 채 아무것도 하지 않는다. 마음의 여유를 가지겠다는 생각조차 하지 않는 게 좋으며 그냥 자신의 마음속을 다른 사물을 보듯 바라본다. 이때 조용한 음악을 듣는 것도 자율신경의 안정을 위해 좋다.

3. 나에게 스트레스를 주는 직접적인 상황이나 문제를 그 순간까지의 생각과는 다르게 바꿔본다. 예를 들어 11월이라는 달력의 숫자를 보고 "올해도 한 달밖에 안 남았구나!"라고 생각하는 대신 "올해도 한 달이나 더 남았네"라고 생각하면 우리 몸에서는 스트레스 호르몬이 아닌 엔도르핀이 분비되어 면역력이 증강되므로 건강에 이롭다.

4. 누구에게나 그러하듯 삶이란 우리가 원하는 대로, 예정한 대로만 되는 게 아님을 인정하자. 때로는 정말 열심히 최선을 다했음에도 불구하고 내가 원하는 결과를 얻지 못해 속상할 때도 있다. 인간이 신이 아닌 이상 자신의 능력으로 안 되는 일도 있다는 사실을 인정하되 늘 긍정적으로 생각하며 패배의식에 젖지 않는다.

5. 살아가면서 힘들거나 어려울 때 긍정의 힘이 되는 좌우명을 만들어 필요할 때 주문처럼 외우는 것도 긍정적인 에너지를 유발하여 스트레스를 해소하고 건강에 이롭다.

6. 스트레스가 쌓여 가슴이 답답하면 높은 산에 올라 소리를 지르거나 큰 소리로 웃으면서 감정을 마음껏 발산하고 마음속의 긴장을 푼다.

7. 실수를 했으면 그 실수를 깨끗하게 인정하고 집착하지 않는다.

8. 어떤 일을 혼자 고민하지 말고 누군가에게 자신의 문제를 진솔하게 털어놓는 것이 건강에 좋다. 그 상대는 가족, 친구, 직장동료 등 누구나 가능하다. 그래도 해결이 되지 않는다면 주저 없이 전문가들을 찾는다. 스트레스를 혼자 속으로 품고만 있으면 이것이 점점 쌓여서 병이 된다.

9. 어떤 곤란한 문제가 생겼을 때는 일단 선택할 수 있는 해결책을 전부 생각해 본 다음에 어떤 것이 가장 바람직한지 차분하게 따져본다.

10. 항상 스트레스 호르몬을 분비시키는 부정적인 생각보다는 엔도르핀을 분비시키는 긍정적인 생각으로 행동하고 산다.

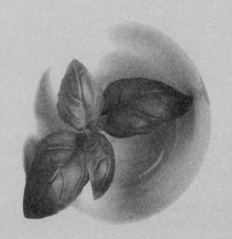

04. 운동,
130세 건강을
선물해주는 명의

필자는 아침 운동으로 조기 축구를 꾸준히 해오고 있다. 축구는 부상만 조심한다면 유산소운동으로 근력강화와 심폐지구력 향상에 더할 나위 없이 좋다. 지나친 골 욕심과 승부욕만 없앤다면 그야말로 심장을 튼튼하게 하는 최상의 운동이라 할 수 있다. 실제로 필자와 같이 운동하시는 분 중에는 85세의 나이에도 매일 아침 축구를 즐기시는 고문님이 계신다. 정말 놀라운 일이 아닐 수 없다. 20대부터 70대까지 다양한 연령층의 회원들이 아침 운동을 하는데, 85세의 나이에도 전혀 지친 기색 없이 오히려 젊은 회원들에게 한 수 가르쳐주시려 애를 쓰시는 모습을 볼 때면 가슴이 벅차고 기분까지 좋아진다. 필자도 공을 몰고 가다가 이 어르신이 수비를 보고 있으면 여간해서는 돌파하지 못하고 뺏기기 일쑤이다. 그래도 기분이 좋은 것은 나도 85세 이상까지 축구를 할 수 있겠구나 하는 희망과 함께, 평소에 건강관리를 잘해 건강한 삶을 살고 계시는 분이 있다는 것 그 자체만으로도 큰 행복이기 때문이다.

이와 같이 우리가 중요시해야 되는 점은 '산술적인 나이'가 아니라 실제적인 몸 상태를 나타내는 바로 '신체나이'인 것이다. 이 어르신은 평소 술, 담배를 안 하시고 수십 년 동안 꾸준하게 매일 아침 1시간 정도씩 축구라는 유산소운동을 젊은 회원들과 함께 웃고 즐기면서 해오셨던 것이다. 이 어르신과 필자가 나눈 대화는 우리에게 많은 것을 생각하게 한다.

"고문님! 그 연세에 이렇게 뛰시면 피곤하지 않으십니까? 친구 분들 중에도 요즘 고문님처럼 축구하시는 분들이 계십니까?"

"내 친구들! 축구가 뭐야! 술, 담배 많이 하고 운동도 안 하더니 벌써 다 죽었어… 이제 나 혼자 남았어!"

몸을 웃게 만드는
운 동

운동하지 않는 자, 모두 유죄

    역사 이래 수많은 사람들이 건강과 장수를 갈구하는데도 그것을 성취하는 사람보다 그렇지 못한 사람이 왜 더 많을까?

    가장 큰 원인은 편안함을 추구하느라 정작 몸이 필요로 하는 운동을 게을리 했기 때문이다. 아무리 좋은 것을 먹어도 운동을 하지 않으면 그 몸의 생명력은 떨어질 수밖에 없다. 따라서 생명력의 유지를 위해서는 운동을 해야 한다. 이것은 변하지 않는 진리이다. 운동을 해야 혈액순환이 잘되고 혈관의 탄력이 좋아져 혈압이 떨어지며, 폐활량이 늘어나 심장 근육이 강화되며 골밀도 역시 높아진다. 또한 정상체중을 유지하게 하고 우리 몸 안의 면역력을 높여준다. 당연히 몸의 활동력이나 능력이 높아지고 기분도 좋아져 모든 생활을 함에 있어 결과가 좋기 마련이다. 그러니까 운동을 하지 않는다는 것은 건강에 대한 욕구가 없다는 말이다. 즉, 건강하게 살고 싶지 않다는 뜻과 같다.

관절염도 운동으로 증상을 완화시킬 수 있다. 관절염은 몸의 노화에 따라 누구나 할 것 없이 그 증상이 나타나는데 운동을 통해 관절 노화의 속도를 늦출 수 있다. 또한 운동을 하면 혈당치가 내려가고, 몸은 인슐린의 과도한 소모를 줄여주므로 규칙적인 운동을 하는 사람은 당뇨병에 걸리기 쉬운 유전자를 갖고 있다 하더라도 당뇨병을 예방할 수 있다. 그리고 수면장애, 우울과 불안, 스트레스와 같은 정신적 건강도 운동을 함으로써 관리할 수 있다.

이렇듯 운동의 장점은 일일이 열거하기도 어려울 정도이다. 건강과 장수를 소망한다면 이런저런 핑계를 다 집어던지고 운동을 하자.

130세까지 88하게 살고 싶다면?

일반적으로 노년기에는 인체의 민첩성, 유연성, 평형성 등의 체력요소들이 저하되고, 심폐기능과 면역기능이 떨어진다. 때문에 어르신들은 젊은이들보다 더 쉽게 병에 걸리며 전반적인 건강상태가 예전만 못하게 된다. 사실 이렇게 자연스러운 노화의 현상을 무조건 거부할 이유도 없고 그럴 수도 없다. 다만 자연스러운 노화의 과정보다 육체적·정신적 기능이 더 빨리 더 많이 저하되면 여러 가지 성인병에 걸리기 때문에 성공적인 노화가 필요하다는 이야기이다.

신체가 노화되는 것을 완전히 피하기는 어렵다. 그러나 젊은 시절부터 지속적으로 운동을 해온 사람들은 그렇지 않은 사람들보다 체력적으로 우위에 있을 수 있다. 따라서 노화현상도 방지하고 그 속도도 천천히 늦출 수 있어 60대 이후에도 20대의 심신으로 살 수 있으며 건강하고 행복한 노년을 마음껏 만끽할 수 있다.

일반적인 경우 나이가 들어가면서 체중이 10~20% 이상 늘어나는데 이렇게 불어난 체중이 어르신들의 신체활동을 더 불편하게 만든다. 반면에 골밀도는 젊은 시절보다 더 많이 낮아져서 쉽게 골절상을 입는다. 이러한 노화로 인한 현상들을 방지하기 위해서 꾸준하게 유산소운동, 근력 강화 운동, 유연성 강화 운동을 생활화할 필요가 있다. 다만 운동을 할 때 연령의 변화에 따른 신체적인 변화들을 충분히 숙지한 후에 자신의 신체 상태에 맞는 운동을 신중히 골라 지속적으로 실시할 필요가 있다.

노년층에서는 운동 종목을 고를 때 운동 후까지 피로를 유발하는 강도가 높은 조깅, 계단 오르기, 줄넘기, 경쟁적인 스포츠 등은 피하는 것이 좋다. 대신에 충격이 적은 걷기, 가벼운 조깅, 유연체조, 물속에서의 운동, 고정식 자전거타기 등이 노화를 방지하고 건강수명을 늘리는 차원에서 효과적이다.

현실적으로 볼 때 중년기 이후의 연령층에서는 운동의 부족으로 인해 고혈압, 심장병, 당뇨병, 비만 등의 성인병에 노출되기 쉽다. 따라서 운동을 시작하기 전에 의료기관을 방문하여 검진을 받은 후 자신의 체력수준과 건강상태에 적합한 운동을 처방 받아 이를 지속적으로 실시하면 노년기가 되었을 때 큰 병 없이 건강하게 지낼 수 있다. 중년기 이후의 운동은 건강관리 차원에서 매우 중요하다.

적절한 운동을 지속적으로 하면 노화도 방지되고 건강이 증진된다. 그러나 운동도 너무 지나치게 하면 우리 몸에 해를 끼친다. 운동을 지나치게 하면 우리 몸에 해롭고 세포 노화를 촉진시키는 주범인 활성산소(독성산소)가 발생하기 때문이다. 예를 들어 우리가 달리기를 하면 산소를 들이마시고 이산화탄소를 내뱉게 되는데, 이렇게 우리 몸에서 산소가 이산화탄소로 바뀌는 과정에서 활성산소라는 물질이 발생한다. 비타민 C 등으로 대표되는 항산화제는 우리 몸에 해로운 활성산소의 작용을 막아준다.

하루에 적당한 운동 강도에 대해서 일치된 견해가 있는 것은 아니다. 대개는 하루 300kcal 정도의 운동량이 건강을 유지하는 데 도움이 된다고 알려져 있다. 이는 예를 들어 체중 70kg의 성인이 30분 정도의 조깅, 1시간 정도의 걷기를 실시할 때 소모되는 칼로리이다. 따라서 보통 사람들이 마라톤을 완주하는 것과 지나친 산행, 장시간의 골프 여행 등을 다녀오는 것은 몸 안의 활성산소를 발생시켜 우리 몸의 노화를 더 촉진하므로 삼가는 게 좋다. 1주일에 2000~ 2500kcal 이상 운동한 그룹의 수명이 평균보다 더 짧다는 연구도 있듯이 지나친 운동은 수명을 단축시킬 수도 있으므로 바람직하지 않다.

그러나 대개의 경우는 아직도 운동량이 부족한 사람들이 훨씬 많다. 현대화된 바쁜 일상 속에서 조금씩 짬을 내어 하루 30분 이상 유산소운동을 하는 습관을 들여야 한다. 이 작은 노력이 세월이 흐른 후 그 사람의 건강수명을 좌우하는 중요한 잣대가 된다는 사실을 명심, 또 명심하자. 지속적인 운동은 각종 생활습관병의 예방과 행복하고 건강한 노년을 맞이하기 위한 필수조건이다.

운동이 노화를 방지하는 의학적 이유

1. 관절의 노화를 막아주며, 인대와 힘줄을 강하게 한다.

2. 중풍, 심장병, 당뇨병의 발생 위험을 줄여준다.

3. 우리 몸의 면역력이 증강되고, 산소 섭취량이 많아져서 체내의 에너지 활용 능력이 증가하며 근력이 늘어나서 노화방지에 도움이 된다.

4. 운동은 콜레스테롤 수치를 조절하여 비만을 방지하며 따라서 외견상의 체형을 보기 좋게 만든다. 이로 인해 정신기능이 향상되어 자신감이 생기고 무기력해지지 않으며 건강수명이 늘어난다.

5. 운동은 관상동맥 질환, 대장암, 유방암, 전립선암의 발생위험을 감소시키며, 각 장기의 혈액순환을 좋게 하므로 변비에도 유익하다.

6. 운동은 스트레스 해소에 도움을 주어 기억력을 향상시키며 우울증을 해소한다. 또한 성욕, 성 기능, 성적 만족도를 증가시킨다.

7. 운동을 하면 숙면을 취할 수 있으며 시력 향상과 함께 녹내장의 조절에도 도움이 된다. 또한 균형 감각과 작업 능력도 좋아진다.

   대부분의 노화예방 학자들은 노화를 지연시키고 건강한 젊음을 유지하는 방법으로 꾸준하고 적절한 운동을 권하고 있다. 자신의 연령에 맞는 적합한 운동을 하고 올바른 식생활습관을 설계하여 잘 지키며 긍정적인 마음가짐을 가지고 생활하는 사람은 성공적인 노화를 맞이할 수 있으며, 젊은 시절부터 좋은 생활습관을 형성하고 실천한 사람의 건강수명은 그렇지 않은 같은 또래의 사람들보다도 많게는 수십 년 이상 늘어날 수도 있다.

적극적이고 활기차게 운동하라

현대에는 남에게 과시하기 위하여, 그러니까 아름답게 보이기 위한 체력의 증진보다는 웰빙과 치료를 목적으로 한 질적인 체력의 증강이 절실한 시대이다. 겉으로 드러나는 체력이 '산술적인 나이'라면 내면에 저장된 실제 체력은 우리의 실제 나이인 '건강나이'와 같다고 볼 수 있다. 사실 현대에는 겉으로만 멀쩡한 사람들이 많다. 사회가 현대화되어 충분한 먹을거리들이 있어서 외견상으로 보기에는 매우 건강해 보이지만 실제로는 항상 무기력하고 몸 내부에 피로를 달고 사는 사람들이 많다. 현대에는 공부든, 사업이든 모두 머리와 몸의 체력 싸움이라고 해도 과언이 아닐 것이다. 하루라는 시간은 누구에게나 24시간으로 동등하다. 그리고 식사, 수면시간, 출퇴근 시간 등은 거의 대부분 비슷할 것이다. 그 이외의 시간에 누가 자신의 일과 생각에 몰입할 수 있는가가 성공의 열쇠인데, 그 몰입의 힘은 평소 다져진 건강한 체력에서 나온다.

아무리 사업에 성공한들 건강이 무너지면 다른 것들은 아무런 소용이 없을 것이다. 따라서 겉으로 드러나는 과시용 체력이 아닌 언제나 꺼내 쓸 수 있는 실제 체력(real physical strength)이 절실하다고 본다. 이 실제 체력을 증강시키면 우리의 건강수명이 늘어나는 것은 당연한 이치이다.

그러면 겉으로 드러나는 과시용 체력이 아닌 실제 체력을 증강시키려면 어떻게 해야 하는가? 이는 어떤 대단한 비법이 있다기보다는 다 아는 내용들을 어떻게 실제로 실천하느냐, 그렇지 못하느냐 하는 미묘한 차이에 달려 있다. 이런 내용들은 읽어보면 다 아는 것 같지만 바쁜 일상생활 속에서 우리가 부지불식간에 잊어버리기 쉽다. 항상 이러한 건강수칙들은 머릿속에 저장해두고 머리뿐만 아니라 몸으로 체득되어 자신도 모르게 일상생활에서 행동으로 나올 때 우리의 실제 체력을 강화시킬 수 있게 된다. 적극적이고 주도적인 실천 의지가 무엇보다 중요하다.

첫째, 건강한 식생활습관을 유지한다.

둘째, 평소 건강한 생활습관을 설계하고 이를 잘 실천한다.

셋째, 자신의 연령에 맞는 건강한 운동법을 설계하고 규칙적으로 운동한다.

넷째, 평소에 건강수칙을 잘 지켜 암, 중풍, 심장병, 당뇨병, 비만 등 주요 질병의 예방과 치료에 힘쓴다.

다섯째, 항상 긍정적인 사고를 가진다.

'만성피로 증후군(Chronic Fatigue Syndrome)'이란 자주 쉬어도 호전되지 않으며 일상생활에 큰 지장을 주는 원인 불명의 피로가 6개월 이상 지속되는 경우를 가리킨다. 이와 같은 만성피로 증후군을 '그러려니…' 하고 제때에 치료하지 않고 방치하면 세월이 흐른 후에 정상 세포의 변성을 가져와 암 등의 각종 질병을 유발할 수 있으므로 평소에 잘 대비하여 예방하여야 한다.

일반적으로 만성피로의 원인은 급속한 산업발달로 인한 생활환경의 다양화, 복잡한 사회 구조에 그 원인이 있다. 만성피로를 한의학에서는 '기허증(氣虛證)'이라 부르는데 환자들이 주로 호소하는 증상은 "아침에 일어나기 힘들다", "이유 없이 나른하다", "의욕이 없다", "자고 나도 피곤하다" 등이 있다.

의학적으로 만성피로 증후군의 원인은 아직 정확하게 밝혀지지 않았다. 다만 뇌·근육의 이상, 바이러스, 세균 등이 뇌·근육에 침범하여 발생하는 신경쇠약과 근육 염증, 면역체계 이상에 의한 잦은 바이러스, 세균 감염 등을 그 원인으로 추정할 뿐이다. 만성피로 증후군이 더욱 문제가 되는 것은 그것이 의심되는 환자들을 대상으로 여러 가지 검사를 해보면 대부분 이상이 없다는 점이다. 이는 양방의 구조적인 검사로는 이상이 없을지 모르지만 한방의 기능적인 검사를 해보면 눈에 보이지 않는 인체 내부 기능의 부조화가 있다고 본다. 물론 양방의 구조적인 검사로 이상이 나오는 경우 역시 있을 수 있다. 따라서 만성피로 증후군의 경우에는 한·양방 의료기관을 모두 방문하고 상담하여 그 예방과 치료 대책을 세우는 것이 바람직하다.

만성피로 증후군은 그 원인이 확실치 않으므로 정확한 치료법도 아직까지는 없다고 봐야 한다. 따라서 만성피로 증후군의 경우도 미리 예방하는 것이 가장 확실한 치료법이라 할 수 있다.

만성피로 증후군을 예방하기 위해서는 평소 다음과 같은 생활태도를 갖는 게 좋다.

1. 걷기, 자전거 타기, 조깅 등의 유산소운동을 하루 40~50분 정도, 주 3회 이상 실시한다.
2. 비타민과 미네랄을 꾸준하게 복용하며 과식을 피한다.
3. 금연하며 술은 절주한다.
4. 만성피로 증후군 환자들의 경우 혈중 비타민 C의 농도가 많이 떨어져 있으므로 비타민 C가 풍부한 과일, 야채(마늘 등)를 충분히 먹는다.
5. 완치될 수 있다는 자신감과 확신을 가지고 항상 긍정적인 생각을 많이 한다.
6. 카페인이 많은 박카스, 콜라, 커피, 홍차 등의 과다한 섭취를 삼간다.
7. 스트레스를 쌓아두지 말고 제때에 풀어준다.
8. 잠은 하루에 6~8시간 정도 충분히 잔다.

만성피로는 방치할 경우에 노화를 가속화시켜 삶의 질과 건강을 해치는 주범이므로 반드시 만성피로를 없애야 성공적인 노화와 건강수명을 증진할 수 있다. 따라서 평소에 적절한 생활습관, 식생활습관, 운동습관 등을 잘 유지하여 만성피로 자체가 생기지 않도록 하는 것이 건강한 삶과 노화방지를 위한 가장 확실한 방법이다.

　한의학에서는 만성피로를 '허로(虛勞)', '노권상(勞倦傷)'이라고 부르며 다양한 약물 치법과 처방, 약차요법 등이 개발되어 있다. 한방에서는 주로 보양(補養) 클리닉에서 만성피로와 그로 인한 노화현상을 방지하는 치료를 시행한다. '보양'이란 몸의 기능이 허약한 부분을 보(補)하여 질병을 미리 예방하고 인체가 가진 자연치유력을 극대화하는 것을 말하며, 치료8법인 '한(汗), 토(吐), 하(下), 화(和), 온(溫), 청(淸), 소(消), 보(補)' 중의 하나로 만성피로에 대한 중요한 치료 방법의 하나이다. 그렇다고 너무 음식에만 의존하여 건강을 지키려고 하는 것은 바람직하지 않다. 평소에 건강한 생활습관을 갖도록 노력하고 운동 등을 병행하면서 자신의 체질에 적합한 보양 음식을 제대로 섭취한다면 만성피로뿐만 아니라 각종 질병을 예방하고 건강수명을 훨씬 더 증진시킬 수 있을 것이다.

　한의학적 보양의 방법은 크게 4가지로 나눌 수 있는데, '보기(補氣), 보혈(補血), 보음(補陰), 보양(補陽)'으로 처방을 구성하여 보양의 치법을 실시하면 만성피로를 적절하게 치료할 수 있다.

　과로, 수면부족, 정신적 스트레스 등으로 인한 일상적인 피로는 대부분 휴식과 수면을 충분히 취하고 나면 없어지게 마련이다. 그러나 과로, 수면부족, 정신적 압박감 등이 없는 상태에서 1~6개월 이상 피로가 지속된다면 이는 일상적인 단순한 피로로 볼 수 없으며 한 · 양방 의료기관을 방문하여 정확한 진찰과 치료를 받아야 한다.

만성피로 증후군의 예방과 치료에 도움이 되는 한방 약차

만성피로 증후군의 예방과 치료에 효과가 좋다고 알려진 약차로 쌍화차를 들 수 있다. 쌍화차는 백작약, 숙지황, 황기, 당귀, 천궁, 계피, 감초로 이루어진 쌍화탕이라는 처방에 근거한 한방 약차이며, 몸안의 음기와 양기가 조화를 이루도록 하여 만성피로를 없애며 건강을 증진시키는 효능이 있다.

⚙ 만드는 방법과 복용법

쌍화차를 만드는 방법은, 깨끗한 물 1ℓ에 백작약 15g, 숙지황, 황기, 당귀, 천궁 8g, 계피, 감초 4g(생강 5g, 대추 10개를 넣어 같이 끓임)을 넣고 1시간 정도 끓이면 된다. 이렇게 끓인 쌍화차를 아침, 저녁으로 80㎖씩 차로 꾸준하게 6개월 정도 복용하고, 그 이후 3개월 정도 복용을 쉬면서 몸의 상태를 살핀다.

운동이 만들어낸

안티에이징 혁명

삼척동자도 아는 유산소운동의 효과

노화를 방지해주는 운동에는 유산소운동, 근력 강화 운동, 유연성 강화 운동 등이 있다. 특히 유산소운동은 우리의 몸을 젊고 활력 넘치게 하는 중요한 역할을 한다.

유산소운동은 운동을 하는 동안 숨이 차지 않으며 큰 힘을 들이지 않고도 할 수 있는 운동을 말한다. 산소의 필요량과 공급량이 거의 일치하기 때문에 오랫동안 서서히 지속적으로 충분한 산소가 공급되어 에너지가 소비되며, 그 결과 지방을 줄이는 효과를 볼 수 있는 운동이다. 20대부터 70대 이상의 어르신들까지 우리는 언제나 자신의 연령대에 맞는 유산소운동을 생활화해야 세포의 노화를 방지할 수 있으며 적절한 신진대사를 통해 언제나 젊고 건강한 몸 상태를 유지할 수 있다. 아울러 근력을 강화하는 운동과 유연성을 키우는 운동을 병행하면 건강수명의 증진에도 많은 도움이 된다.

유산소운동은 산소를 사용하여 우리 몸의 큰 근육들을 천천히 오랫동안 움직이는 운동을 통칭한다. 이는 우리가 일정 시간 이상 운동을 하게 되면 근육 세포에서 유산소 대사(산소를 이용한 에너지 대사)가 활발하게 일어나기 때문에 붙여진 이름이다.

유산소운동이 건강에 이롭다는 것은 이젠 삼척동자도 다 아는 사실이다. 중요한 것은 이러한 사실을 단순히 아는 것보다 직접 실천에 옮겨야 한다는 것이다. 하루에 40~50분씩 일주일에 3~5번 정도 걷기, 조깅 등의 유산소운동을 하면 그 자체만으로도 우리가 항상 걱정하는 5대 질병인 암, 중풍, 심장병, 당뇨병, 비만 방지 효과가 충분히 있다. 대표적인 유산소운동인 걷기와 조깅은 좋은 산소를 마시면서 돈 안 들이고 우리의 건강수명을 늘려주는 정말 고마운 존재가 아닐 수 없다. 숲 속의 음이온을 마시면서 걸으면 정신과 육체가 모두 건강해지니 그야말로 일석이조이다.

우리의 몸은 유산소운동을 시작한 초기에는 탄수화물을 에너지원으로 사용하다가 유산소운동을 시작한 지 20~30분 정도 지나면 그때부터는 체내의 지방을 연료로 사용한다. 쉽게 이야기하면 운동을 지속한 지 20~30분 이후부터 지방이 타서 다이어트 효과도 난다는 말이다. 따라서 유산소운동을 한 번에 40~50분 정도 쉬지 않고 해주어야만 여러 가지 성인병의 원인이 되는 복부 깊숙한 곳에 자리 잡고 있는 내장지방이 제거될 수 있다. 잠시 동안의 격렬한 운동만으로는 이러한 내장지방을 제거할 수 없으며, 내장지방이 제거되어야 우리 몸은 젊게 유지되고 노화를 방지할 수 있다.

유산소운동에는 걷기, 조깅, 등산, 수영, 에어로빅, 스포츠 댄스, 자전거 타기 등이 있는데, 연령대별로 적합한 유산소운동을 골라 몸에 무리가 가지 않도록 꾸준하게 시행하는 것이 바람직하다.

20대는 사실 모든 종류의 유산소운동을 골고루 하는 것이 좋다. 다만 지나친 승부욕으로 관절 등에 무리가 갈 정도로 과격하게 하면 우리 몸에 해로운 활성산소를 발생시키므로 자제하는 것이 좋다.

30대는 미래를 대비한 건강한 생활습관을 형성하는 시기이므로 매일 40~50분 정도 꾸준하게 유산소운동을 하여 체력을 비축해 두는 것이 좋다. 30대에는 유산소운동 중에서도 심폐 지구력과 근력을 향상시켜 건강한 체력을 키우는 운동이 필요하다. 여기에는 빨리 걷기, 조깅, 배드민턴, 수영, 에어로빅, 자전거 타기, 축구, 테니스, 핸드볼 등의 운동이 해당된다.

40대는 각종 스트레스가 많이 집중되어 근력이 떨어지는 시기이므로 걷기, 조깅 등의 유산소운동과 함께 근력을 강화하는 운동을 병행하여 체력을 증진시켜야 하며 아울러 이러한 유산소운동을 통해 각종 성인병의 원인이 되는 복부비만을 방지해야 한다.

50대는 성인병 예방과 치료를 위해 심장 기능을 향상시켜야 하는데, 이를 위해서는 최소한 자기 최대 운동 능력의 50% 이상의 강도로 유산소운동을 하는 것이 효율적이다. 유산소운동 중에서 빨리 걷기,

조깅, 수영, 스트레칭, 에어로빅, 유연체조, 자전거 타기, 골프, 게이트 볼 등이 좋다.

60대는 성공적인 노화의 준비와 건강증진이 필요한 시기이므로 유산소운동 중에서 자신의 체력수준에 맞게 걷기, 가벼운 조깅, 고정식 자전거 타기, 물속에서의 운동, 유연체조 등을 권장할 만하다.

70대 이상은 무리한 건강증진보다는 자연과의 조화를 통한 건강유지에 주력하는 것이 좋다. 이를 위해서는 체력 소모가 심한 무리한 운동보다는 걷기, 산책, 온천욕 등 자연과의 조화를 이룰 수 있는 유산소운동이 좋으며 적절하게 체력을 유지할 수 있는 운동이 적합하다.

에너지를 솟게 하는 근력 강화 운동

노인들은 신체의 근육량이 예전보다 많이 부족하므로 유산소운동과 함께 반드시 근력 강화 운동을 병행해야 한다. 무산소운동이라고도 불리는 근력 강화 운동은 산소가 충분하지 않은 상태에서 운동을 하기 때문에 숨이 차고 힘들다. 따라서 길어야 2~3분밖에 지속할 수 없지만 근육량을 늘리는 데 효과가 크다.

근력 강화 운동은 관절에 체중을 실어주므로 관절의 연골을 튼튼하게 하며, 관절을 둘러싸고 있는 인대 등 섬유조직을 강하게 해줌으로써 관절을 보호하는 효과를 가져올 수 있다. 따라서 어르신들의 건강수명과 삶의 질을 떨어뜨리는 각종 관절 질환을 예방할 수 있다. 또한 근력 강화 운동은 체중이 실리지 않는 부위의 골밀도 역시 높일 수 있어 골다공증을 예방하는 효과도 있다. 이것은 노년층의 건강수명 증진과 밀접한 관련이 있으므로 나이가 들수록 유산소운동과 함께 근력 강화 운동을 병행하는 것이 바람직하다. 그 외에 자신의 몸 상태에 맞게 근력 강화 운동을 적절하게 하고 무리하지 않는다면 운동 시에 발생하는 여러 가지 부상의 위험성을 줄여 준다.

근력 강화 운동에는 팔굽혀펴기, 윗몸일으키기와 가벼운 아령, 모래주머니, 고무 밴드, 역기 등을 이용한 운동이 포함되어 있다. 물론 어르신들의 근력 강화 운동은 젊은이들의 그것과는 운동 강도, 시간 등에 있어서 훨씬 더 조심스럽게 시행해야 하며 자신의 체력 범위를 벗어나서 너무 무리하면 오히려 건강을 더 해칠 수 있으므로 유의해야 한다. 하지만 근력 강화 운동을 적절한 방법으로 1개월 이상 꾸준하게 한다면 60대 이후의 나이가 무색할 정도로 젊고 원기 왕성한 체력 상태를 유지할 수 있으며 따라서 건강수명도 늘어난다.

미국과 캐나다의 연구진들에 의하면 가벼운 아령, 역기 등을 이용한 근력 운동이 세포조직의 노화를 억제하며 노인들의 신체적인 능력치를 상승시킨다는 연구 결과를 얻었다고 한다. 이들의 연구에 의하면, 25명의 건강한 65세 이상 노인들을 대상으로 일주일 2번씩 6개월 동안 근력 운동을 시행토록 하고 이들의 세포조직을 20~35세의 젊은이들의 세포조직과 비교해 본 결과, 6개월 동안 꾸준하게 근력 운동을 해온 노인들은 너무나 놀랍게도 나이를 거슬러서 젊은이들과 비슷한 수준의 근육 건강도를 나타

냈다. 이들의 연구는 원래 노인들이 근력 운동을 함으로써 얼마나 그들의 근력 조직이 건강해지는가를 살펴보기 위함이었다. 그런데 놀랍게도 이와 같이 지속적인 근력 운동으로 노인들 근육의 유전자 조직 자체가 젊어지는 결과까지 얻게 된 것이다. 이러한 연구 결과를 통해 왜 나이가 들수록 근력 운동을 해야 하는지에 대한 해답을 얻을 수 있다고 본다.

어르신들은 대부분 걷기, 조깅, 산책 등의 가벼운 유산소운동만을 하는 경우가 많은데, 더불어 근력 강화 운동, 유연성 강화 운동을 병행하는 것이 더 좋다. 그렇게 한다면 기초대사량이 증가하여 몸의 신진대사가 활발하게 일어나 몸과 마음 모두 젊고 활기차게 건강해질 수 있다.

또한 가벼운 아령, 모래주머니, 고무 밴드 등을 이용한 근력 강화 운동은 어깨 주위 등 관절 부위의 근육과 인대를 강화시키고 관절을 부드럽게 만들어주므로 오십견 등 관절 질환의 예방과 치료에도 많은 도움이 될 수 있다. 자신의 체질과 건강상태에 맞는 근력 강화 운동을 좀 더 세밀하게 알고 싶은 분들은 가까운 의료기관을 찾아 상담한 후 운동처방에 따라 실시하는 방법 역시 권장할 만하다.

THE SECRET TO HEALTH
에너지를 솟아나게 하는 근력 강화 운동의 요령

1. 근력 강화 운동을 처음 시작하는 경우, 운동의 무게는 운동 동작을 1회 실시할 수 있는 최대 무게의 40% 정도로 한다.

2. 근력 강화 운동의 시간은 30분~1시간 정도가 적절하다.

3. 근력 강화 운동은 일주일에 최소한 2~3회를 실시해야 목적하는 효과를 얻을 수 있다.

4. 운동한 다음날은 같은 부위에 연속해서 같은 강도의 근력 강화 운동을 하면 안 된다. 이는 근육 손상을 방지하고 근육의 휴식을 위해서이다.

5. 매일 운동을 할 경우에는 상체운동과 하체운동을 번갈아 하는 등 서로 다른 부위를 교대로 하는 것이 좋다.

6. 운동하는 무게를 늘릴 때에는 한 주에 10~15% 정도 증가시키는 것이 몸에 무리를 주지 않는다.

7. 근력 강화 운동 후에 통증, 관절의 부종 등이 심하면 운동을 일정 기간 쉬어야 한다.

삶의 질을 높이는 유연성 강화 운동

유산소운동, 근력 강화 운동과 더불어 우리의 건강수명을 늘리고 젊고 활기찬 생활을 영위할 수 있게 해주는 운동이 바로 유연성 강화 운동이다. 신체가 유연하지 못하면 우리의 몸은 뻣뻣하여 관절, 근육, 인대에 무리가 올 수 있으며 이 또한 삶의 질과 건강수명을 떨어뜨릴 수 있다. 특히 어르신들께서는 유산소운동, 근력 강화 운동과 함께 꼭 유연성을 강화하는 운동으로 마무리를 해주는 것이 관절, 근육, 인대의 건강을 유지시킬 수 있으며 이것은 몸 전체의 건강을 유지하는 지름길이다. 사실 척추질환의 대부분이 관절만의 문제라기보다는 유연성이 부족해서 관절을 지탱하는 근육과 인대가 약해져 제대로 지지를 못하기 때문에 발생한다.

인체의 관절은 각 관절마다 움직일 수 있는 범위가 있는데, 나이가 들수록 여러 가지 원인에 의해 이 가동범위가 감소되어 유연성이 떨어지게 된다. 따라서 운동을 통해 유연성을 강화해줘야 하는데 가장 효과적인 것은 몸을 풀어주는 신전(伸展)운동인 스트레칭이다. 이 스트레칭은 원래 운동선수들이 운동 전에 준비운동으로 하던 관절운동인데 최근에는 유연성 강화를 위해 많이 활용한다.

유연성을 향상시키고 강화하기 위해 실시하는 스트레칭은 근육의 피로회복과 통증감소에 매우 좋은 효과가 있으며 의학적으로 다음과 같은 장점이 있다.

1. 근육을 이완시킨다.
   유연성 강화 운동인 스트레칭은 근육의 긴장을 억제하여 근육이 보다 잘 이완되도록 한다. 따라서 평소에 스트레칭을 꾸준하게 해주면 혈액순환을 촉진하고 몸속의 독성 노폐물을 배출하여 만성피로와 통증을 없애 준다. 아울러 근육의 과도한 긴장을 풀어 주어 혈압을 떨어뜨린다.
2. 근육통을 없애 준다.
   운동 전후에 규칙적으로 스트레칭을 해주면 근육통이 없어지며,

여성의 경우는 골반 부위의 스트레칭을 통해 생리통도 줄일 수 있다.

3. 신체의 균형과 바른 자세를 유지하게 한다.

유연성을 강화하는 스트레칭은 신체 근육의 균형을 이루게 하며 체력의 증진과 함께 자세의 불량을 방지한다.

4. 심신을 조화시킨다.

스트레칭은 육체와 정신을 모두 조화롭게 조절하는 효과가 있다. 이는 한의학적으로 볼 때 스트레칭을 통해 전신에 분포된 12경락의 흐름을 원활하게 하기 때문으로 해석된다.

5. 운동 효과를 향상시키며 운동 상해를 방지한다.

운동 전후에 스트레칭을 하면 관절군의 운동 범위가 넓어지고 근육이 발휘할 수 있는 운동량이 늘어난다. 운동 전후에 스트레칭을 하지 않으면 관절의 가동범위 한계를 벗어나서 근육과 관절에 심한 무리가 올 수 있다. 스트레칭은 근육의 신전성(伸展性)을 증가시켜 운동 중의 상해, 사고를 방지한다.

올바른 유연성 강화 운동의 원칙을 요약하면 다음과 같다.

1. 스트레칭은 매일 하루 3번 정도, 한 번에 5~10분 정도로 하되 몸에 무리가 가지 않을 정도로 가볍게 실시한다.

선진국 직장인들의 퇴직 사유 1위는 근골격계 질환이라고 한다. 우리나라도 이런 추세가 진행 중이므로 하루에 3번 정도는 가볍게 기지개 켜기 등의 온몸 스트레칭이 필요하다.

2. 스트레칭은 고통이 느껴질 때까지 하지 않는 게 좋으며 근육이 조금 기분 좋을 만큼 당겨지는 정도까지만 실시하는 것이 효율적이다.

3. 스트레칭은 보통 15~30초 정도 유지한 후에 다시 처음 동작으로 천천히 돌아가는 것을 반복한다. 스트레칭을 할 때 숨을 참아서는 안 되고 호흡을 천천히 깊게 실시한다. 점차로 스트레칭의 시간과 강도를 증가시킨다.

4. 스트레칭은 신체의 전 부위를 포함하는데 허리, 골반, 다리 뒷면인 슬와근, 다리 앞면인 대퇴사두근은 너무 무리하지 말고 주의해서 유연하게 실시한다. 한 부위에 2~3개 정도의 다른 형태의 스트레칭 동작을 취하면 더 건강에 유익하다.

노화방지는 물론 건강수명 증진의 최고의 비법인 운동은 아래의 6가지 구성요소로 이루어질 때 가장 바람직하다.

1. 3~5분 정도의 가벼운 유산소운동을 워밍업으로 실시한다.
2. 신체 전 부위의 스트레칭을 실시한다.
3. 본격적인 유산소운동을 실시한다.
4. 웨이트트레이닝 등의 근력 강화 운동을 실시한다.
5. 3~5분 정도의 가벼운 유산소운동으로 정리 운동을 실시한다.
6. 신체 전 부위의 스트레칭으로 마무리한다.

나이는 숫자에 불과하다

　우리 인체의 생리적 기능은 25세 무렵에 절정에 도달한 후 나이가 들어감에 따라 그 기능이 점차 줄어들어 60세 정도가 되면 대략 25~30% 정도 감소한다. 이에 따라 질병에 대한 저항력 역시 감소하게 되며, 동작에 대한 반응도 느려진다. 또 운동 후의 회복 시간 역시 길어지게 된다. 따라서 60대 이후의 어르신들이 하는 운동은 청년기의 운동과는 그 방법이 달라야 건강의 증진과 유지에 도움이 된다. 그러나 젊은 시절부터 꾸준하게 운동으로 체력을 다져온 건강한 60대는 그렇지 못한 40대보다 더 왕성한 생리적 기능을 가질 수도 있다. 그러므로 나이가 들수록 생리적 기능이 떨어진다는 것은 통계적인 경향을 나타낸 것이고, 중요한 것은 역시 숫자에 불과한 '숫자나이'보다는 실제의 건강상태를 나타내는 '건강나이'가 더 중요하다고 하겠다. 즉, 나이는 숫자에 불과하다는 말이 의학적으로 타당하다고 볼 수 있다.

　60대 이상 연령층에서의 운동은 신체적 기능을 향상시키는 것보다는 생리적 기능의 유지를 통한 노화방지에 중점을 두는 것이 장기적인 건강수명의 증진을 위해 효율적이다. 유연성, 민첩성, 평형성 등이 젊은 시절보다 떨어지고 심폐기능과 지구력이 저하되므로 이런 것들을 감안한 운동이 필요하다. 마음은 20대인데 몸은 말을 듣지 않는 경우가 있으므로 너무 무리한 운동으로 관절과 인대를 다치면 건강에 더 해로울 수 있다.

60세 이상의 나이에도 자신의 체력수준에 알맞은 운동을 꾸준하게 실시하면 3~4개월의 짧은 기간에도 신진대사 기능은 10~15% 향상되며, 간 기능이 15~20% 이상 좋아지는 등 체력수준이 크게 향상된다고 한다. 이것은 우리 몸의 신진대사 기능이 10년 동안에 9~10% 저하된다는 점을 고려해 본다면, 3~4개월 정도의 운동만으로도 우리의 건강수명이 10년 이상 늘어난다고 볼 수 있으므로 운동의 중요성을 다시 실감할 수 있게 하는 내용이다.

　그러면 60대 이상의 연령층에 맞는 운동은 어떤 운동인가?

　먼저 운동의 종류는 몸에 충격이 심하지 않은 운동이 좋다. 예를 들면 걷기, 가벼운 조깅, 고정식 자전거 타기, 물속 운동, 유연성 강화 체조 등을 권장할 만하다. 반면에 과격한 운동은 우리 몸에 활성산소를 발생시키므로 건강에 더 해로울 수 있다. 특히 축구 등의 경쟁적 스포츠, 무리한 조깅 등은 피하는 게 좋다. 또한 운동을 하고 나서 몸에 피로가 많이 남을 정도의 운동은 삼가는 것이 좋다. 운동을 시작하기 전에 의료기관 등을 방문하여 자신의 건강상태와 체력수준에 적합한 운동처방을 받아 제대로 운동 설계를 하여 운동하는 방법도 권할 만하다.

　60대 이상의 운동 프로그램은 스트레칭 등의 준비운동, 유산소운동, 근력 강화 운동, 스트레칭 등 마무리 운동의 순서로 하며 전체 운동 시간은 1시간을 넘지 않는 것이 바람직하다.

운동을 하지 못하게 하는 갖가지 변명들

1. 너무 피곤해서 운동할 힘조차 없다.

이런 경우는 만성피로 증후군일 가능성이 높은데 만성피로의 경우 잠으로는 근본 치료가 되지 않는다. 왜냐하면 피로라는 것 자체가 이미 운동 부족의 결과이기 때문이다. 우리 몸은 운동을 함으로써 몸 안의 피로물질이 땀을 통해 몸 밖으로 배출되고, 또한 활력과 에너지가 생겨나므로 만성피로는 잠이 아닌 운동으로써 풀어주어야 근본적으로 없앨 수 있다.

2. 돈이 없다.

돈이 없어서 운동을 못한다는 것 역시 핑계일 수 있다. 왜냐하면 돈이 없어도 할 수 있는 운동은 너무 많기 때문이다. 사실 돈 안 드는 운동이 우리 몸에는 더 유익하다. 걷기, 조깅 등 대부분의 유산소운동은 돈이 들지 않는다. 운동 시간을 내기 힘들다면 일단 일상생활부터 활동적으로 하면 된다. 예를 들어 집 주변을 산책한다든지, 엘리베이터를 타지 않고 계단을 이용한다든지 돈 없이 할 수 있는 운동이 무수히 많다. 운동을 하지 않는 것은 돈이 없어서라기보다는 운동을 하고자 하는 마음과 의지가 약해서 안 하는 것이다.

3. 몸이 불편하다.

물론 몸에 불편한 곳이 있으면 무리하게 운동을 하지 않는 게 좋다. 그러나 조금 불편하다고 해서 그쪽을 계속 사용하지 않게 되면 근육과 인대가 약해져서 계속 상태가 나빠질 수 있다. 예를 들어 무릎이

약하다거나 팔다리가 불편하기 때문에 운동을 못하는 것은 아니다. 전문가들의 도움으로 자신의 몸 상태에 맞고 오히려 약하고 불편한 부분을 보강해주는 운동을 하는 것이 불편한 몸을 빨리 회복하는 데 도움이 된다.

4. 시간이 없다.

운동을 하지 못하게 만드는 변명 중 가장 많은 것은 시간이 없다는 것이다. 그러나 시간은 누구에게나 하루 24시간 똑같이 주어져 있다. 우리가 어떤 일을 하지 못하는 이유 중 가장 설득력이 떨어지는 것은 바로 시간이 없다는 말일 것이다. 운동을 할 수 있는 자투리 시간은 충분히 만들 수 있고, 운동을 규칙적으로 하게 되면 몸과 마음이 건강해져서 나머지 시간을 훨씬 더 생산적으로 활용할 수 있게 된다.

5. 운동을 하면 몸에 통증이 온다.

이런 증상은 빠른 시간 내에 너무 많은 운동을 하였거나 스트레칭 등의 사전 준비운동이 부족했기 때문에 나타난다. 이런 경우에는 운동을 피하기보다는 운동법에 대해 더 정확하게 알고 나서 다시 시작하면 된다. 몸이 아픈 것은 운동을 하면 안 되기 때문이 아니라 잘못된 방법으로 운동을 했기 때문이다.

6. 운동하기엔 나이가 너무 많다.

나이를 먹는다는 것이 꼭 병약해진다는 것을 의미하지는 않는다. 건강관리를 잘해 오신 어르신들이 젊은이들보다 더 건강한 경우도 많다. 오히려 나이를 먹을수록 일상생활에서의 활동량이 줄어들기 때문에 운동을 더 해줘야 한다. 물론 자신의 나이와 몸 상태에 맞는 운동을 찾아서 해야 한다. 특히 근력 강화 운동은 젊은이들뿐만 아니라 근력이 떨어지기 쉬운 어르신들도 반드시 해줘야 한다. 이와 같이 운동으로 신체나이를 젊게 유지할 수 있으며 따라서 건강수명도 늘릴 수 있다.

7. 쑥스럽다.

간혹 여성들의 경우 뚱뚱하거나 기타의 이유 때문에 쑥스러워서 밖에 나가 운동하지 못한다는 분들도 있다. 물론 충분히 그럴 수도 있다. 이럴 때에는 우선 집에서 할 수 있는 운동부터 시작하는 게 좋다. 여기서 더 중요한 것은 운동은 나 자신을 위해 하는 것이지 다른 사람을 위해 하는 것이 아니므로 다른 사람들의 눈을 의식할 필요가 없다는 것이다. 이런 긍정적인 마음가짐을 갖게 되는 것 자체가 벌써 운동의 장점이 된다.

8. 재미가 없다.

어떤 이들은 운동을 좋아하지 않아 재미가 없어서 운동을 못하겠다는 이야기도 한다. 그러나 운동을 하게 되면 우리 몸을 즐겁고 건강하게 해주는 유익한 호르몬들이 많이 나오며 또 실제로 즐겁게 할 수 있는 운동과 운동법이 많다. 더구나 가족, 친구와 함께 운동하면 대화의 기회까지 마련하게 되어 건강이라는 예상된 대가와 함께 소통이라는 보너스까지 받을 수 있으니 일석이조이다.

누구나
손쉽게 할 수 있는 운동법

하기도 쉽고 효과 만점인 운동

운동의 중요성을 알면서도 바쁜 현대인에게 운동할 시간을 따로 낸다는 것이 결코 쉽지는 않다. 따라서 여기에서는 우리가 가정에서도 누구나 손쉽게 할 수 있는 운동 세 가지를 이야기할까 한다. 가정에서 언제나 손쉽게 할 수 있는 운동으로는 백팔배, 맨손체조, 줄넘기를 들 수 있다. 아침에 일찍 일어나서 백팔배로 정신과 육체를 가다듬고 맨손체조로 몸을 푼 다음 줄넘기로 근력을 강화하여 체력 관리를 해나간다면 금상첨화가 아닐까.

1. 백팔배

아침에 일찍 일어나서 떠오르는 태양을 바라보며 백팔배를 하면 정신적 수양과 함께 육체적 운동도 병행되므로 심신에 골고루 좋은 운동이다. 한의학적으로도 백팔배는 선신에 분포된 수백 개의 경혈과 12경락에 골고루 자극을 주어 기혈(氣血)의 순환을 촉진시키므로 좁은 공간과 짧은 시간으로 운동할 시간 없이 바쁜 현대인의 건강증진에 많은 도움이 된다.

백팔배는 절하는 동작을 통해 매우 효율적으로 전신에 분포된 경혈과 12경락을 자극하고 경락의 소통을 좋게 하므로 현대인들이 바쁜 사회생활로 지친 만성피로, 스트레스 등의 눈에 보이지 않는 기능성 장애(functional disorder)를 효율적으로 없앨 수 있는 매우 과학적인 심신운동이다. 특히 수행을 위주로 하는 운동이므로 자신의 마음을 다스리는 데 큰 도움이 되며 탐욕으로 인해 발생하는 심장병, 위장병 등의 예방과 치료에 도움이 된다. 백팔배는 정신과 육체의 건강수명을 같이 늘릴 수 있어 마음과 몸을 모두 지켜주는 큰 장점이 있다.

2. 맨손체조

국민체조 등의 맨손체조는 간편하고 손쉬우면서도 일평생 남녀노소의 건강수명을 증진시킬 수 있는 매우 효율적인 전신운동이다. 특히 아무런 운동기구 없이 어디서나 할 수 있는 장점이 있다. 관절과 근육의 무리 없이 운동할 수 있기 때문에 장년층에서도 매우 바람직한 운동이다. 맨손체조는 매일 실시할 수 있으며,

아침 기상 시에 15분 정도 실시하면 상쾌한 하루를 시작할 수 있다. 맨손체조는 일의 능률 향상과 건강수명 증진에 아주 좋은 영향을 미칠 수 있다.

의학적으로 볼 때 맨손체조의 장점은 아래와 같다.

① 평소에 쌓인 스트레스와 피로를 풀어주어 만성피로 증후군을 예방할 수 있다. 만성피로는 만병의 근원이므로 반드시 풀어주어야 하는데 맨손체조를 꾸준하게 실시하면 도움이 된다.

② 관절과 근육의 유연성을 강화한다.

③ 자세를 바로 잡아주며 균형 잡힌 몸을 만들어 준다.

④ 하루를 위한 준비운동으로서의 효과가 있어서 건강한 하루를 시작할 수 있다.

3. 줄넘기 운동

줄넘기 운동 역시 다른 운동들과는 달리 아주 작은 공간만 있으면 누구의 도움도 없이 혼자서 손쉽게 할 수 있는 전신운동이다. 또한 상하로 뛰는 운동이므로 장시간 의자에 앉아 일하는 현대인에게 매우 적합한 운동이다. 체중을 실어서 하는 운동이므로 중·장년층의 골다공증 예방에도 매우 도움이 된다. 특히 위하수 등의 소화기 장애를 가진 사람들에게 권장할 만한 좋은 운동이며 여성들의 경우 엉덩이, 허벅지 등의 군살을 빼는 데도 유익하다. 다만 너무 무리하지 말고 가볍게 몸을 푸는 정도로 매일 꾸준하게 실시하는 것이 좋다.

이와 같이 줄넘기는 운동의 강도가 너무 힘들지 않으며, 자신의 체력에 맞추어 시간과 강도를 조절할 수 있으며, 언제 어디서나 혼자 할 수 있고, 어떤 복장이든 상관없이 할 수 있으므로 운동 시간을 내기 어려운 현대인들의 건강증진에 실제적인 도움이 된다.

운동 시 유의사항

1. 날씨가 너무 덥거나 너무 추운 날은 운동하지 않는다.
2. 실내에서 운동을 할 땐 거울을 준비해서 자신의 모습을 볼 수 있도록 하면 더욱 효과적이다.
3. 운동할 때에는 가능한 한 가볍고 통풍이 잘되는 옷을 입는다.
4. 운동할 때에는 가볍고 편안한 신발을 신는다.
5. 운동을 하기 전에 바닥이 미끄럽거나 굴곡이 있지는 않은지 잘 살핀 후 운동한다.
6. 운동을 시작하기 전이나 끝난 후에는 물을 충분히 마신다. 단, 카페인이 든 음료는 오히려 몸속 수분을 빼앗으므로 마시지 않는 게 좋다.
7. 운동을 끝낸 후 샤워를 할 때에는 너무 뜨겁거나 차가운 물로 하지 않는 게 좋다.

겨울이라고 운동 안 하면 큰일

건강을 위한 운동의 중요성은 아무리 강조해도 지나침이 없다. 운동이 아무리 좋다지만 자신의 나이와 건강상태에 맞게, 그리고 올바른 방법으로 해야 건강한 운동법이 될 수 있다. 올바른 운동수칙에서 벗어나는 과도한 운동이나 적절하지 않은 운동은 오히려 건강에 나쁘다. 나이가 들수록 겨울철에 운동을 할 때는 위험한 요소가 있으므로 조심해야 하며, 특히 중년 이후에는 적절치 못한 운동으로 인한 사고와 심지어 돌연사도 있을 수 있으니 유의할 필요가 있다. 겨울에 운동할 때 주의할 사항을 요약하면 다음과 같다.

1. 겨울철에도 평균온도가 급격히 떨어질 때 급성 심근경색과 중풍 환자 발병률이 높아진다는 연구 결과가 있다. 온도가 급격히 떨어졌을 때 밖으로 나가서 0도 이하의 찬 공기를 갑자기 맞게 되면 혈압이 올라가고 심장병이 있는 사람은 가슴 통증으로 이어질 수도 있다. 따라서 평소에 고혈압, 협심증, 심근경색 등의 심혈관계 질환이 있는 사람들은 겨울철 운동을 날씨가 따뜻한 시간대로 제한할 필요가 있으며, 겨울철 외출 시에 장갑, 목도리, 모자 등을 준비하여 몸을 따뜻하게 보온해야 한다.
2. 우리 몸은 가을에서 겨울로 넘어갈 때 갑작스러운 기온 변화로 인한 추위에 적응하기 위한 노력을 하는데 이렇게 적응하기 위한 준비기간이 필요하다. 따라서 겨울철의 운동에 있어서, 특히

겨울이 막 시작되는 시기는 위험할 수 있으므로 주의를 기울여야 한다. 갑자기 추워지게 되면 우리 몸의 교감신경이 흥분되고 혈압이 올라가며 심장박동이 빨라진다. 또한 날씨가 추워지면 모세혈관이 수축되고 따라서 심혈관계에도 돌발상황이 발생하기 쉽다. 보통 겨울로 접어든지 4~6주 정도가 지나면 우리 몸도 완전히 추운 날씨에 적응하게 되므로 이때 운동하는 것이 더 안전하다.

3. 일반적으로 우리 몸은 오후 4~6시 무렵에 심혈관 기능이 가장 좋으며, 그 다음으로 좋은 시간은 오전 10시 이후다. 따라서 나이가 많은 어르신들과 고혈압, 협심증, 심근경색, 심부전증 등의 심혈관계 질환이 있는 사람들은 오전 10시 이후에 외출하거나 오후 4~6시 사이에 활동하는 것이 좋고 새벽에는 활동을 하지 않는 것이 바람직하다. 또한 새벽 안개는 공기오염이 심하고 습도가 지나치게 높아 공기 중의 산소 함량이 적기 때문에 추운 겨울 새벽에는 운동을 피해야 한다.

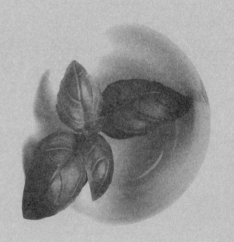

05. 20세부터 시작하는 병 없애는 법

20대의 젊은 나이에 암으로 세상을 떠난 유명 연예인의 소식이 전해지며 젊어서부터 건강관리를 잘하는 것이 얼마나 중요한지 다시 한 번 깨닫게 된다. 보통 50대 이후가 되어야 건강에 신경 쓰는 경향이 있는데, 건강나이를 지키기 위해서는 가장 혈기왕성한 20세부터 긴강 관리를 시작해야 한다.

질병의 치료에 대한 인식의 전환을 통해 우리 국민들 모두가 자신의 건강수명을 스스로 설계하고, 또한 의사들의 도움도 받음으로써 한국인의 건강수명이 증진되어 세계 1위가 되었으면 하는 마음이 간절하다.

이 장에서는 우리의 건강수명을 위협하는 주요 질병들을 예방하고 사전 관리하는 방법을 제시하고자 한다. 암, 중풍, 심장병, 당뇨병, 비만, 고혈압, 관절염, 우울증, 불면증, 만성피로 증후군, 치매 등 우리 삶의 질을 파괴하고 고통수명을 늘리는 질병들을 예방하고 조기 치료하는 것이 건강수명 증진의 매우 중요한 부분이다.

예방법 설계 및

치미병(治未病) 프로그램_암

최근의 자료들에 의하면 전 세계적으로는 4명 중 1명, 우리나라는 3명 중 1명이 암에 걸린다고 한다. 우리나라 국민의 주요 사망원인은 암, 중풍 등 뇌혈관 질환, 심장병, 당뇨병 등의 순인데 이 중에서 암이 1위로 약 25.6%를 차지한다. 암으로 인한 사망자는 계속 증가하고 있다는 말인데, 뭐니 뭐니 해도 암의 최고 치료법은 역시 사전 예방이다. 즉, 이렇게 걸릴 확률이 매우 높고 위험한 결과를 초래하는 암과 같이 건강수명을 줄이는 질환은 그 어떤 병보다 치병(治病)이 아닌 치미병(治未病)이 되어야 한다.

치미병의 진료와 치료는 물론 한·양방 의학이론의 장점들이 상생의 방법을 통해 발전적으로 통합되고 접목되면 환자들을 위해 더 바람직하다. 앞으로 우리나라에서는 한·양방의 의료인들이 서로 합심하여 국민들이 암 자체에 걸리지 않도록 조기에 치미병하여 '암환자' 라는 용어 자체가 아예 없어졌으면 한다. 이런 간절한 마음으로 암 예방과 조기 치료에 힘쓴다면 암 환자가 아예 발생하지 않을 것이고 또 그렇게 될 수 있을 것이다.

다행스럽게도 요즘에는 암이 발생하기 이전에 미리 검진을 받고 예방하러 오는 사람들이 많다. 이런 사람들을 볼 때마다 환자들의 건강에 대한 의식수준이 많이 향상되었다는 것을 알 수 있다. 참으로 바람직한 인식의 전환이라고 생각한다. 한의학에서는 치미병이라 하여 암이 되고 난 뒤의 치료보다는 암의 전조증상인 적취(積聚, 배 속에 덩이가 생겨 아픈 병증), 징가(癥瘕, 아랫배 속에 덩이가 생긴 병증), 현벽(痃癖, 적취의 하나로 배꼽 부위와 갈비 아래에 덩이가 생긴 것을 통틀어 말함. 《동의보감》에서는 적취, 징가, 현벽이 실제로는 같은 것이라고 설명하고 있음), 음저(陰疽, 살, 근육, 뼈에 고름집이 생겨 그 곳의 몸 겉면이 현저하게 두드러지지 않는 음증[陰證]에 속하는 것), 석저(石疽, 목, 무릎 등 온몸에 돌처럼 고름집이 생긴 것으로 결핵성 임파절염, 일부 종양 등이 포함됨) 등의 단계에서 미리 암의 소인(素因)을 없애 사전에 예방하고 조기 치료하고자 한다.

먼저 한의학적 진맥과 진단을 한 다음 활성산소 등을 기계로 측정한다. 한의학적 진단에 토대를 두고 암에 대한 치미병의 방법으로 한방약물치료(환자맞춤형체질처방), 침치료, 구(灸, 뜸)치료(직접애주구, 직접반흔구, 간접애주구, 간접기기구), 부항치료(습부[자락관법], 습부이체간, 건부[유관법], 건부[섬관법], 건부[주관법]), 현대화된 한방물리요법 등의 치료를 먼저 시행한다. 그 후 향기요법(아로마치료), 고순도산소이온치료를 한의학적 경락 이론에 따라 시행하고, 경락 기능과 세포를 정상으로 재생시키기 위해 역시 경락 이론을 토대로 심부온열[15](하이퍼써미어, 인디바)치료 등 현대화된 한방 기기로 치료한다. 또 몸속의 유해산소와 젖산 등 독성물질의 해독작용을 하기 위한 반신욕의 원리를 응용한 한방 스파(유수진동저주파온욕) 치료를 역시 한의학의 경락과 경혈 이론에 따라 시행한다.

이렇게 하여 특히 암의 전조증상인 징가, 현벽, 적취, 음저, 석저 등의 증상들을 미리 예방하고 치료하여 암의 예방과 조기 치료에 주의를 기울인다. 고전적인 한방치료를 위주로 하면서 현대적으로 응용 가능한 한방물리요법 등의 치료를 발전적으로 승화하여 환자 개개인에게 맞는 맞춤치료를 시행하는 것이다. 즉, 온고이지신(溫故而知新)하는 방법이다. 이와 같은 체질강화, 전신해독, 면역증강 프로그램의 3대 치미병 원칙에 따라 암이 발생하지 않도록 우리 몸의 방어벽을 튼튼하게 미리 구축해 놓아야 한다.

평소에 암 예방수칙과 건강수칙을 잘 지켜서 암에 걸리지 않도록 해야 하고, 또한 암은 조기 발견, 조기 치료하면 완치율이 높으므로 나타나는 증상을 정확하게 숙지하여 대처하면 된다.

6대 암의 증상은 다음과 같지만 실제로는 암이 진행된 경우에도 이런 증상들이 나타나지 않는 경우가 흔하다. 따라서 금연, 간염 예방접종 등과 함께 증상이 없는 경우에도 암 예방 정기검진을 주기적으로 받는 것이 중요하다.

1. 위암 : 소화불량, 상복부 불쾌감, 식욕부진 등이 있을 수 있다.

2. 폐암 : 피가 섞인 가래가 나오거나 마른기침이 계속될 수 있다.

3. 간암 : 오른쪽 상복부의 묵직한 통증, 체중감소, 식욕부진 등이 있을 수 있다.

4. 유방암 : 통증이 없는 멍울이 만져질 수 있고 젖꼭지에서 비정상적인 분비물 등이 나오거나 출혈이 있을 수 있다.

5. 자궁암 : 월경이 아닌데 하혈을 할 수 있으며 질에서 이상 분비물이 나올 수 있다.

6. 대장암 : 점액변 또는 혈변이 나오고 배변습관의 변화가 있으면서 변을 보아도 또 보고 싶은 잔변감이 있을 수 있다. 빈혈에 의해 어지럼증이 올 수도 있다.

2003년도 대한암학회가 발표한 암 예방 7대 수칙을 보면 다음과 같다. 첫째, 담배를 피우지 마라. 둘째, 지방과 칼로리를 제한하라. 셋째, 과도한 양의 알코올 섭취를 제한하라. 넷째, 너무 짜고 매운 음식, 불에 직접 태운 음식은 삼간다. 다섯째, 과일, 채소 및 곡물류를 충분히 섭취한다. 여섯째, 적당한 운동을 하되 무리하지 않는다. 일곱째, 스트레스를 피하고 기쁜 마음으로 생활한다.

그렇다면 암 예방을 위한 식생활, 생활습관, 운동법에는 무엇이 있을까? 다음은 대한암학회가 권장하는 '암 예방수칙 15'이다.

1. 영양분을 골고루 균형 있게 섭취한다.

2. 매일 편식하지 말고 변화 있게 여러 가지 음식을 먹는다.

3. 황록색 채소, 과일과 곡물 등 섬유질을 많이 섭취한다.

4. 우유와 된장국을 매일 먹는다.

5. 비타민 A, C, E를 적당량 섭취한다.

6. 이상적인 체중을 유지하기 위해 과식하지 말고 지방분을 적게 먹는다.

7. 너무 짜고 맵거나 뜨거운 음식은 피한다.

8. 불에 직접 태우거나 훈제한 생선과 고기는 피한다.

9. 곰팡이가 생기거나 부패한 음식은 피한다.

10. 술은 과음하거나 매일 마시지 않는다.

11. 담배는 끊는 것이 좋고 부득이한 경우는 들이마시지 않는다.

12. 태양광선, 특히 자외선에 과다 노출되지 않는다.

13. 땀이 날 정도의 적당한 운동을 하되 과로는 피한다.

14. 스트레스를 피하고 기쁜 마음으로 생활한다.

15. 매일 목욕이나 샤워를 한다.

　

암은 위에서 제시한 건강수칙들을 꾸준하게 지키면 충분히 예방 가능한 생활습관병이다. 병에 걸리고 난 다음에 후회하는 것은 태풍이 온 뒤에 뒤늦게 대책을 세우는 것과 다를 바 없다. 당장 오늘부터라도 암에 걸리지 않도록 자신만의 식생활, 생활습관, 운동법 등을 설계하여 직접 실천해 보자.

암 예방에 도움이 되는 한방 약차

앞서 설명했듯이 암은 우리나라 사망원인의 1위를 차지할 만큼 누구나 조심하고 예방해야 하는 무서운 병이다. 한방에서 암 예방에 효과가 있다고 알려진 한방 약차는 다음과 같다. 또한 약차요법[16]과 함께 평소에 암 예방 생활수칙을 잘 지키는 것이 중요하다. 약차에만 의존한다고 하여 모든 암이 다 예방되고 치료되는 것은 아니므로 약차를 지나치게 의존하고 평소의 생활수칙을 소홀히 하는 것은 금물이다. 아래의 약차들을 암 예방 및 치료 목적으로 복용하는 경우에는 반드시 한방 의료기관의 자문을 거쳐 적합한 경우에만 복용하는 것이 바람직하다.

1. 영지(靈芝)차

영지는 영지버섯을 말하며 양심안신(養心安神, 심장 기능을 보강하고 정신을 안정시킴), 보기익혈(補氣益血, 인체 내의 기혈을 보강함), 지해평천(止咳平喘, 기침을 그치게 하며 천식을 가라앉힘)의 효능이 있으며 각종 암을 예방하고 억제하는 효능도 알려져 있다.

⚙ **만드는 방법과 복용법**

깨끗한 물 1ℓ에 영지 20g, 감초 4g, 대추 10개 정도를 넣고 약한 불로 2~3시간 정도 끓여 아침, 저녁으로 80㎖씩 복용한다.

2. 운지(雲芝)차

일반적으로 운지는 '구름버섯'이라 하여 각종 암을 억제하고 예방하는 효능이 있는 것으로 알려져 있다.

⊕ **만드는 방법과 복용법**
깨끗한 물 1ℓ에 운지 20g, 감초 4g, 대추 10개 정도를 넣고 약한 불로 2~3시간 정도 끓여 아침, 저녁으로 80㎖씩 복용한다.

3. 비파엽(枇杷葉)차

비파엽은 비파나무 잎을 말하며 화담지해(化痰止咳, 가래를 삭히고 기침을 그치게 함), 화위강역(和胃降逆, 위장 기능을 좋게 하고 구역질을 내림)하는 효능이 있고 위암 등 각종 암을 예방하는 효과가 있다고 알려져 있다.

⊕ **만드는 방법과 복용법**
깨끗한 물 1ℓ에 비파엽 20g, 감초 4g, 대추 10개 정도를 넣고 약한 불로 1시간 정도 끓여 아침, 저녁으로 80㎖씩 복용한다. 비파엽 표면의 털은 구강 점막을 자극시켜 심한 기침, 구토를 유발할 수 있으므로 끓인 후 고운 천 등으로 거른 후에 복용하는 것이 원칙이다.

4. 녹차

매일 녹차를 7잔 이상 마시면 암을 예방할 수 있다고 알려져 있으며, 녹차는 몸 안의 나쁜 콜레스테롤을 감소시킨다. 또한 혈압을 떨어뜨리고 노화방지에 좋으며 감기, 당뇨병 예방 및 술, 담배 해독에도 효과가 있다고 알려져 있다.

예방법 설계 및

치미병 프로그램_중풍

중풍(뇌졸중)은 뇌 조직에 혈액을 공급하는 뇌혈관이 막히는 뇌경색(cerebral infarction)과 뇌혈관이 터져서 생기는 뇌출혈(cerebral hemor-rhage)의 두 종류가 있다. 뇌혈관이 막히거나 터지면 국소 뇌 조직의 기능을 잃게 되어 관련 신체 부위에 반신마비 등의 장애가 일어나는데 이 현상이 중풍이다. 뇌출혈의 경우는 물론이고, 뇌경색의 경우도 늦어도 3시간 이내에 혈전(血栓, thrombus, 혈관을 막고 있는 핏덩어리, 피떡)을 녹여내야만 치료가 가능하다.

중풍은 단일 질환으로는 한국인의 최대 사망원인이며, 우리나라를 비롯한 동양인 5명 중 1명의 생명을 빼앗아갈 정도로 위중한 병이다. 또한 최근의 연구에 의하면 질병별 한국인의 질병부담률에 있어서 중풍이 암을 제치고 50세 이상 고령층의 질병부담률 제1위 질환으로 밝혀졌다. 이처럼 앞서 이야기한 암과 중풍은 한국인 사망원인의 수위를 다투는 질환들이며, 매년 각각 5만 명 정도의 생명을 빼앗아 가므로 한국인 2명 중 1명은 궁극적으로는 암과 중풍 중 하나로 사망한다고 볼 수 있다. 따라서 중풍은 암과 함께 향후 시급한 연구와 국민계몽이 필요한 질환이다.

이렇게 무서운 중풍이지만 모든 사람들에게 통용되는 예방수칙이 있다는 사실은 얼마나 다행인가. 이 수칙만 잘 지키면 중풍도 충분히 예방 가능하다. 때문에 한방에서는 주로 중풍의 예방과 조기 치료에 중점을 둔다. 평소에 고혈압 치료와 더불어 금연과 규칙적인 운동, 짠 음식을 피하는 등 건강한 생활습관을 유지하는 것이 중풍 예방에 가장 중요하다.

그리고 일단 중풍이 발생하면 "한방으로 치료해라, 양방으로 치료해라!" 등 주변의 말을 듣지 말고 발병 2시간 이내에 119를 불러 재빨리 응급시설이 완비된 병원의 응급실로 옮겨야 한다. 왜냐하면 중풍의 예후는 발작한 후 3시간 이내에 얼마나 적절한 치료를 받았는가가 중요하기 때문이다. 여기까지는 한·양방의 '병원과 치료'를 구분할 필요가 없다. 곧 "Time is Brain"으로 이 단계에서 시간을 잃으면 우리 인체의 가장 중요한 뇌를 잃고 마는 것이다. 한방 치료를 받을 것인지 양방 치료를 받을 것인지는 한·양방 공통의 응급처치가 끝난 그 이후에 결정하면 된다.

가장 좋은 것은 아예 중풍에 걸리지 않도록 예방에 주의하는 것이다. 이것이 중풍에 대처하는 가장 확실한 방법이다. 중풍이라는 태풍이 아예 우리 몸에 접근하지 못하도록 만들면 된다.

중풍의 경우 한방에서는 환자에게서 나타나는 한열허실(寒熱虛實)의 증(證)을 우선적으로 발견하여 적합한 한방약물치료, 침구(鍼灸)요법, 한방물리요법 등을 실시하며, 양방에서는 우선 CT, MRI 등의 촬영을 거쳐 뇌혈관이 막혔는지 아니면 터졌는지의 기질적(organic) 변화를 살펴보고 병명을 결정하여 치료하게 된다. 한방과 양방의 경계가 없어지는 요즘 필자의 경우에도 한의학적 진단을 토대로 뇌경색(뇌혈관이 막히는 경우), 뇌출혈(뇌혈관이 터지는 경우)을 구분하여 중풍의 처방을 내린다.

일반적으로 중풍은 어혈(양방에서는 혈전)이 경락의 소통을 막아 발생한다는 것이 한의학적 이론이고, 양방에서는 혈전이 뇌혈관을 막거나 뇌혈관을 터지게 해서 발생한다고 본다. 이러한 이론적 근거에 바탕을 두고 매 4~6개월마다 한의학적 진단으로 어혈의 발생 여부를 판별하여 주기적으로 어혈, 혈전을 제거하면 중풍을 미리 예방할 수 있다. 여기에는 물론 한의학적 진단, 한방약물치료(환자맞춤형체질처방), 침치료, 구치료, 부항치료, 현대화된 한방물리요법, 심부온열[17](하이퍼써미어, 인디바)치료, 한방스파(유수진동저주파온욕)치료, 향기요법(아로마치료), 고순도산소이온치료 등 다양한 치료가 동원된다.

한방에서는 중풍전조증(中風前兆證, 중풍이 오기 전에 나타나는 여러 가지 증후군들)을 미리 발견하여 치미병하는 데 중점을 둔다. 즉, 중풍이 쉽게 걸릴 수 있는 체질과 원인 인자를 미리 찾아내어 제거하는 데 치료의 주안점을 둔다. 중풍에 걸릴 확률이 높게 나오는 사람들은 미리 체크해 두었다가 철저한 한의학의 4진[망문문절(望聞問切)]과 현대화된 한의학적 진단장비 등을 활용하여 그 문제점을 파악하고 미리 그 체질적인 소인들을 제거하는 것이다. 이것이 중풍에 대한 한의학적 치미병의 방법이고 실제로 많은 효과를 보고 있다.

한방에서 중요하게 여기는 중풍전조증은 다음과 같다.

1. 갑자기 한 번씩 머리가 어지러운 경우
2. 귀 안에서 까닭 없이 소리[풍향(風響)]가 나는 경우
3. 갑자기 한 번씩 눈 앞에 무엇이 지나가는 것처럼 보이는 경우
4. 잠 잘 때 입에서 침이 흐르는 경우
5. 갑자기 기억력이 없어지는 경우
6. 손이 떨리거나 저리고 마비되는 경우(특히 1, 2지가 마비되는 경우)
7. 근육이 이유 없이 떨리거나 까닭 없이 마비되고 당기는 경우
8. 기타 중풍의 위험인자 : 유전인자, 고혈압, 당뇨병, 비만, 고지혈증, 흡연, 심장질환 등

중풍(뇌졸증)의 예방법은 다음과 같다.

1. 고지혈증, 당뇨병의 조절을 철저하게 하여 동맥경화증으로의 진행을 방지한다.
2. 뇌졸중의 위험인자 중 고혈압은 발견되는 즉시 의사와 상담하여 적절한 대책을 세워 치료해야 한다.

3. 평소에 비만을 방지하고 항상 표준체중을 유지해야 한다.

4. 심장질환 중 심방세동(心房細動)과 판막질환이 특히 위험하므로 이런 경우에는 색전증(塞栓症, embolism)을 막기 위해 의사의 상담에 따라 항응고제를 복용한다.

5. 흡연은 뇌혈관 질환, 심혈관 질환에 매우 위험하므로 뇌졸중 환자의 경우 반드시 금연해야 한다.

중풍의 예방과 치료에 도움이 되는 한방 약차

중풍과 심장병은 짧은 시간에 생명을 앗아간다. 따라서 무엇보다 예방이 가장 중요하며 근본적인 치료법이다. 한방에서는 중풍전조증을 미리 찾아내어 치미병하는 예방과 조기 치료에 중점을 두며 또한 다양한 중풍 예방법을 개발해왔다. 그 방법 중 하나인 약차요법은 한방 의료기관의 자문을 구하여 다음의 차 중 하나를 선택하여 매일 아침, 저녁 1회씩 6개월 복용 후 3개월 휴식을 반복한다.

1. 감국(甘菊)차

감국은 인체의 경락에 침범한 열(熱)과 풍(風)을 제거하여 중풍을 예방하고 치료한다. 또한 감국은 눈이 피로할 때 복용하면 시력회복에도 도움이 되며 고혈압 등 심혈관계 질환 예방에도 효과가 있다.

⊛ 만드는 방법과 복용법

깨끗한 물 1ℓ에 말린 감국(국화꽃) 10g, 대추 10개 정도를 넣고 약한 불로 1시간 정도 끓여 아침, 저녁으로 80㎖씩 복용한다.

2. 천마(天麻)차

천마는 경련(痙攣)을 풀어주고 중풍을 예방하고 치료하는 효능이
있다.

⊛ **만드는 방법과 복용법**

깨끗한 물 1ℓ에 천마 10g, 대추 10개 정도를 넣고 약한 불로 1시간 정도 끓여 아침, 저
녁으로 80㎖씩 복용한다.

예방법 설계 및
치미병 프로그램_심장병

심장병 역시 어혈과 혈전에 의한 위험성이 심각한데 가장 문제시되는 것은 역시 협심증과 심근경색이다. 혈전이 심장의 관상동맥을 막는 정도에 따라 협심증과 심근경색으로 나누어지므로 이 역시 평소에 미리 어혈과 혈전 관리를 철저하게 하면 예방이 가능하다. 물론이에 앞서 이러한 질환들을 일으키는 위험 인자들, 예를 들자면 비만, 고지혈증 등을 미리 예방하고 치료해야 하며 금연해야 한다.

앞에서도 몇 번씩 얘기했지만, 평소의 사소한 1%의 생활습관들이 모여서 세월이 흐른 후에 건강과 질병의 경계를 나눈다. "그러려니…" 하는 안일한 마음과 철저하게 예방수칙을 생활화하는 것의 차이가 바로 질병과 건강을 판가름한다는 이야기이다. 그 결과는 환자와 건강인이라는 엄청난 차이를 가져오게 되고 환자의 경우 삶의 질적 저하는 물론 상당한 의료비의 지출을 각오해야 한다. 따라서 앞으로는 부동산 재테크에 앞서 자신의 건강을 먼저 돌보는 건(健)테크(건강재테크), 더 구체적으로 본인만의 건강 소프트웨어를 자신의 머릿속에 젊은 20대부터 끊임없이 저장하고 개발시켜 두는 두(頭)테크가 더 중요한 시대가 될 것이다. 천하를 다 가진들 건강하지 못하면 아무 소용이 없지 않은가.

심장병 부분에서 다시금 이런 이야기를 강조하는 이유는 다른 질환들과 달리 심장병은 그 병의 경과가 상당히 빨리 일어나서 수 분 이내에 돌연사를 일으킬 수도 있기 때문이다. 자동차 정비는 매년 잘 받으면서 정작 가장 중요한 내 몸의 정비에는 소홀한 것이 첨단을 외치는 우리 현대인들의 자화상인 것이다.

건강하고 행복한 삶을 살 수 있는, 건강수명을 늘리는 방법은 이미 다 알려져 있다. 문제는 평소에 건강수칙을 얼마나 실천하느냐의 여부이다. 임상에서 환자를 접하면서 안타까운 점이 바로 이것이다. 곧 예방법과 건강수칙을 잘 알고 있으면서 여러 가지 이유와 핑계로 실천에 옮기지 않는 것이다. 정치인의 비리 등 다른 사람들의 허물은 끝까지 파고들면서 자신의 몸을 돌보는 데는 등한시하는 것이 요즘의 추세인지 의문스러울 정도이다.

심장병도 마찬가지이다. 심장병이 왔을 때 "어떤 치료가 좋다더라, 어느 병원이 잘 한다더라, 어느 의사가 용하다더라"와 같은 이야기가 나오기 전에 평소에 '비만'과 같은 원인 인자를 없애어 우리의 생명을 위협하는 '4대 성인병(암, 중풍, 심장병, 당뇨병)'을 예방하는 것이 건강장수로 가는 지름길임에는 이견이 없을 것이다.

한방에서는 상대적으로 심혈관계가 예민한 체질인 소음인(少陰人), 어혈(瘀血)과 습담(濕痰)이 많은 체질인 태음인(太陰人), 평소에 화열(火熱)이 많은 체질인 소양인(少陽人) 등 각 체질마다 평소의 감정조절과 올바른 식이요법, 운동요법 등을 통해 애초에 심장병이 발생하지 않도록 하는 데에 심장병 치료의 역점을 둔다. 그러니까 심장병의 원인 인자가 있으면 미리 그 원인 인자를 제거하는 치료로 역시 치미병이라고 볼 수 있다.

심장병 예방 및 조기 치료 프로그램으로 한방에서는 망문문절(望聞問切)의 사진(四診), 양도락(良導絡) 측정, 가속도맥파 및 지첨용적맥파 검사, 사상체질 검진 등을 통해 진단하며, 외과적 수술을 하지 않고 치료할 수 있는 다양한 한방약물치료(환자맞춤형체질처방), 침구(鍼灸)치료, 비침습 혈맥레이저 치료, 현대화된 한방물리요법, 심부온열[18](하이퍼써미어, 인디바)치료, 한방스파(유수진동저주파온욕)치료, 향기요법(아로마치료), 고순도산소이온치료 등 다양한 치료로 꾸준하게 예방과 조기 치료를 실시하게 된다. 또한 비만하면 중풍, 심장병 등으로 인해 사망할 확률도 정상체중의 사람보다 90%나 높게 되므로 심장병 예방을 위해 비만 치료를 같이 병행하게 된다.

앞에서 중풍으로 인해 환자가 갑자기 쓰러졌을 경우 집에서 다른 조치를 취하거나 한·양방을 돌아다니지 말고 곧바로 119로 연락해서 응급시설이 완비된 병원의 응급실로 발병 2시간 이내에 재빨리 옮겨야 한다고 설명했는데, 심장병의 경우는 더욱 신속한 대처가 필요하다. 심장병은 중풍보다 더 위급하여 수 분 이내에 생사가 결정될 정도로 돌연사의 위험성이 크기 때문이다.

관상동맥질환은 심장을 둘러싸고 있는 관상동맥의 죽상경화(죽 모양의 반점 덩어리가 생겨 혈관 구멍이 좁아지거나 막히는 증상)에 의해 그 내경이 좁아져서 심장근육으로 혈액의 흐름이 감소되어 발생되는 질환이다. '허혈성 심질환'이라고도 불리며, 협심증, 심근경색증, 돌연 심장사 및 심부전 등의 심장병을 초래한다.

협심증과 심근경색증의 예방과 치료에서 가장 먼저 해야 할 일은 동맥경화를 촉진시키는 위험 인자를 제거하는 것이다. 이를 위해서 담배를 피우는 사람은 반드시 금연해야 하고, 평소에 고혈압이 있는 경우에는 고혈압의 치료가 반드시 필요하다. 또한 콜레스테롤이 높다고 판정된 사람들은 동물성 지방의 섭취를 가급적 피해야 하며, 그래도 조절이 안 되면 약물을 복용하여 혈액 속의 콜레스테롤을 떨어뜨려야 한다.

이와 같이 위험한 심장병을 일으키는 관상동맥질환의 예방수칙은 다음과 같다.

1. 첫째는 금연이다.

   돌연사의 위험이 있는 협심증과 심근경색증을 예방하려면 금연이 가장 중요하다. 담배는 혈관 벽에 상처를 내고, 나쁜 콜레스테롤과 중성지방을 증가시키며, 혈액의 응고를 촉진하고, 혈관 경련을 초래하며, 혈압을 상승시킨다.

2. 고지혈증 진단을 받은 경우에는 즉시 약을 복용하고 올바른 식이요법을 지킨다.

　① 닭 껍질, 육류의 기름기, 버터, 베이컨, 소시지, 치즈 등 동물성 포화지방산의 섭취를 줄여야 한다.

　② 과일, 콩류, 신선한 채소, 현미 등의 섬유소가 많은 식사와 불포화지방산이 많은 생선을 충분히 먹는다.

　③ 콜레스테롤이 많은 계란, 메추리 알, 새우, 생선 알, 생선 내장, 오징어, 장어 등을 피하는 것이 좋다.

3. 고혈압을 철저하게 치료한다.

　고혈압이 있으면 동맥 내 압력이 높아져서 혈관 내피 세포가 손상되어 침전물이 증가하여 심장병의 원인이 되는 동맥경화증이 악화될 수 있다. 따라서 혈압이 140/90mmHg 이상인 경우에는 즉시 의사의 도움으로 자신에게 맞는 약을 선택해서 복용하는 것이 원칙이다. 고혈압이 있는 경우에는 자반고등어, 장아찌, 젓갈류 등의 짠 음식을 피하고 인스턴트 음식도 먹지 않아야 한다. 또한 간장, 된장, 소금의 사용량을 줄여 섭취하는 식이요법이 필요하다.

4. 당뇨병, 비만의 예방과 치료가 필요하다.

5. 과음을 하지 않는다.

6. 적당한 운동 등을 통해 스트레스를 적절하게 풀어주어야 한다.

대한순환기학회의 심장병을 예방할 수 있는 '심장수호 7계명'은 다음과 같다.

1. 담배는 반드시 끊고 술은 3잔 이내로 마신다.
2. 매일 30분 이상 유산소운동을 한다.
3. 소금은 하루 6g 이하로 섭취하고 콩과 생선을 많이 먹어야 한다.
4. 숨 가쁨, 가슴 통증 등의 전조증상이 있으면 즉시 병원에 간다.
5. 마음을 편안하게 가지도록 노력하여 스트레스를 최소화한다.
6. 혈압, 혈당, 콜레스테롤 수치를 주기적으로 점검한다.
7. 채소와 과일을 하루 5컵(1컵은 일반적인 유리컵에 담을 만한 정도의 분량) 이상 먹는다.

THE SECRET TO HEALTH
심장병의 예방과 치료에 도움이 되는 한방 약차

심장병은 불과 몇 분 안에 생사가 판가름 날 정도로 위험한 돌연사를 일으키는 주범이다. 중풍과 마찬가지로 심장병 역시 평소의 위험 인자를 제거하는 예방이 가장 중요하다. 특히 한방에서는 다양한 감정의 조절을 잘 하여 늘 중용의 마음자세를 갖는 것이 심장병 예방에 도움이 된다고 본다.

1. 맥문동(麥門冬)차

맥문동은 청심제번(淸心除煩, 심장의 열을 없애고 가슴이 답답한 증상을 없앰)하여 심장병을 예방하며, 아울러 기침, 천식 등의 호흡기질환 예방과 해열에 효과가 있다. 여름에 더위 먹었을 때 갈증을 없애주며, 산모의 모유가 잘 나오지 않을 때도 맥문동차가 도움이 될 수 있다.

⊛ 만드는 방법과 복용법

깨끗한 물 1ℓ에 맥문동 20g, 인삼 10g, 대추 10개 정도를 넣고 약한 불로 1시간 성도 끓여 아침, 저녁으로 80㎖씩 복용한다. 여름엔 차게, 겨울엔 따뜻하게 복용할 수 있다.

2. 원지(遠志)차

원지는 영심안신(寧心安神, 심장 기능을 잘 유지시키며 정신을 안정시킴) 시키는 효능이 있어 심신불안(心身不安) 등에 사용하며 심장병을 예방한다. 건망증과 불면증의 예방과 치료에 도움이 되고, 원지차를 오래 복용하면 눈과 귀가 밝아진다고 알려져 있다.

⊛ 만드는 방법과 복용법

깨끗한 물 1ℓ에 원지 20g, 감초 4g, 대추 10개 정도를 넣고 약한 불로 1시간 정도 끓여 아침, 저녁으로 80㎖씩 복용한다.

예방법 설계 및

치미병 프로그램_당뇨병

한의학에서 당뇨병은 아주 심한 중증의 당뇨병을 제외하고는 완치에 가깝게 조절 가능한 경우가 많다. 당뇨병은 불치병이라는 편견이 사람들의 뇌리에 박혀 쉽게 포기해버리는 것이 더 문제이다. 어떤 질환에 처하든 환자 자신은 이를 초(超)긍정적으로 받아들이고 극복하려는 마음을 가지고 적절하게 대처하면 우리 몸은 몸 안에 내재되어 있는 자연치유력(피지스, physis)을 발동하여 어느 정도까지는 회복할 수 있게 된다. 서양의학의 시조인 히포크라테스도 치료에 있어서 개개인의 자연치유력을 특히 강조했다.

히포크라테스는 "자연에는 스스로 낫는 힘이 있다"라는 생각 아래 치료는 이 자연치유력을 도와주는 것이라는 기본적인 이론을 토대로 하여 식이요법을 주로 실시하였다.[19] 식이요법이 잘 듣지 않을 때에는 약제를 사용하였으며, 여러 가지 외과적 수술은 최후의 보조 수단이었다. 이처럼 히포크라테스에게 있어서 병의 치료법은 먼저 여러 병인(病因)들을 제거하게 되면 그 인간은 생명이 갖고 있는 본래의 회복능력인 '본성(자연[自然], nature)'에 따라 잘 조화된 체액의 상태로 회복된다는 것이다. 이러한 치료관은 그의 체질론에 있어서도 마찬가지였다.[20] 현재의 한의학적 치료 원리가 2000여 년 전 히포크라테스의 생각과 공통점이 많은 것은 참으로 흥미롭다.

이와 같이 인간 생명이 갖고 있는 병에서 회복하고자 하는 능력을 히포크라테스는 '피지스(physis, 자연[自然])'라 불렀고, 그에게 있어서 치료란 이러한 인간이 본래부터 갖고 있는 자연치유 능력을 더욱 강화시키는 데 있었다.[21]

당뇨병의 경우도 마찬가지이다. 흔히들 고혈압, 당뇨병은 완치되지 않으며 고혈압약과 당뇨약을 평생 먹어야 한다고 말한다. 그러나 당뇨병은 '불치'라는 편견을 당장 버리고 올바른 식생활, 생활습관, 운동법 등을 설계하여 잘 실천해나가면 조금씩 나아지는 내 몸의 현상들을 감사하고 기쁜 마음으로 즐길 수 있게 된다. 그러다 보면 어느새 우리의 몸은 긍정적인 엔도르핀을 분비하여 훨씬 더 몸을 정상화시킨다. 혈당이 떨어짐에 따라 약 복용량을 반으로 줄이다가 나중에는 당뇨약을 복용하지 않고 정상 혈당을 유지하는 경우를 임상에서 많이 볼 수 있다.

이런 의미에서 당뇨병으로 고생하는 사람들에게 앞서 설명한 백팔배는 매우 효과적인 운동이다. 백팔배는 심신을 골고루 유익하게 하는 운동으로 좁은 공간 어느 곳에서나 시행할 수 있다는 장점이 있다. 한의학적으로 볼 때 전신에 분포된 12경락과 수백 개의 경혈을 백팔배처럼 효율적으로 자극하는 운동은 거의 찾아보기 힘들다고 하겠다. 전신의 경락이 막혀서 소통이 안 될 때 병이 발생하고 통증이 생긴다는 한의학적 원리[통즉불통 불통즉통(通則不痛 不通則痛)]에 비추어볼 때 백팔배를 꾸준하게 시행하는 것은 정신과 육체를 모두 건강하게 하므로 인슐린의 분비 부족과 이용의 장애로 인한 당뇨병과 같은 기능성 장애의 치료에 많은 도움이 되리라 본다.

한방의 당뇨병 치료는 인슐린을 외부에서 약물, 주사로 인위적으로 주입하여 치료하는 것이 아니다. 한방치료는 환자의 당뇨병성 체질을 건강한 체질로 바꾸고 강화시켜서 췌장으로부터 인슐린이 잘 생성되도록 유도하는 것이다.

이와 같은 당뇨병의 치미병 프로그램으로는 한방약물치료(환자맞춤형체질처방)와 침구(鍼灸)치료, 체질식이요법, 체질운동요법, 현대화된 한방물리요법, 심부온열[22](하이퍼써미어, 인디바)치료, 한방스파(유수진동저주파온욕)치료, 향기요법(아로마치료), 고순도산소이온치료 등 환자 각 개인의 체질에 맞는 프로그램이 있다. 또한 태음인, 소음인, 태양인, 소양인의 사상체질에 따른 당뇨병의 약물치료처방, 침구치료법, 체질식이요법, 체질운동요법 등이 다 다르다. 한방에서는 당뇨병[23]을 증(證)으로 구분하여 삼소(三消) 즉, 상소(上消, 입이 자주 말라 물을 많이 마심 – 다음·多飮), 중소(中消, 배가 자주 고파 많이 먹음 – 다식·多食), 하소(下消, 소변이 자주 마렵고 자주 봄 – 다뇨·多尿)로 나누어 진단하며 그에 따라

치료법을 달리한다.

당뇨병은 우리의 생활수준 향상과 관계가 깊은 문화병이며, 현대병이라 불릴 만큼 문명의 발달로 인해 생활수준이 좋아질수록 그 발병률이 빠른 속도로 늘어나고 있는 추세이다. 당뇨병의 원인으로 유전적 소인이 첫째로 거론되는데 부모, 친척 중에 당뇨병이 있는 경우에는 인슐린의 생산 능력이 선천적으로 약해서 당뇨병이 생기기 쉽다. 그리고 당뇨병은 영양섭취 과다로 인해 비만이 된 40~50대의 연령층에서 많이 발생하므로 평소의 올바른 식생활습관, 적절한 운동습관 등을 통해 비만에 걸리지 않도록 주의해야 한다.

의학적으로 당뇨병은 세포 내로 포도당을 이동시키는 인슐린의 생산이 모자라게 된, 췌장의 랑게르한스 소도(小島)의 기능부족증이다. 인슐린이 모자라게 되면 음식으로 먹은 에너지, 특히 당질이 혈중으로 흡수는 되지만 포도당이 세포 내로 이동되지 않고 소변으로 나오는데 이것이 당뇨병이다.

당뇨병의 기준치는 공복 시 혈당이 126mg/dl 이상이다. 8시간 이상의 공복 상태에서 혈당을 검사하여 두 차례 이상 혈당이 126mg/dl 이상으로 나오면 당뇨병으로 진단하는 것이 일반적이다. 그러나 혈당치가 110~126mg/dl인 사람은 당부하 검사를 받아야 하고, 100~110mg/dl인 사람 역시 생활습관을 바꾸어야 한다.

흔히 당뇨병은 제1형과 제2형으로 나눈다. 제1형 당뇨병은 인슐린 부족이 극심하여 인슐린을 사용하지 않으면, 당뇨병성 케톤산혈증이라는 급성 합병증으로 목숨을 잃기 쉽다. 제2형 당뇨병은 비만한 사람에서 생기고, 인슐린의 부족보다는 인슐린 작용의 저항성이 관찰된다.

당뇨병의 예방수칙을 요약하면 다음과 같다.

1. 선천적 유전과 관련이 있으므로 부모가 당뇨병인 경우에는 음식 조절을 통해 표준체중을 유지해야 한다.
2. 운동부족이 되지 않도록 운동을 꾸준하게 하고, 움직이지 않는 편리한 생활보다는 활동적인 육체노동을 나이에 불문하고 계속해야 한다.
3. 정신적 긴장, 정서적 불안이 심해질 때 당뇨병이 발생할 수 있으므로 근심, 걱정이 과도하지 않도록 마음의 평정을 유지해야 한다.
4. 불필요한 첨가물의 섭취를 줄이고 신선한 음식을 많이 섭취한다.
5. 불필요한 약, 특히 스테로이드 계통의 강장제, 호르몬제 등을 삼가는 것이 좋다.

또한 당뇨병은 합병증의 관리가 중요한데 당뇨병 합병증의 예방수칙은 다음과 같다.

1. 담배는 당뇨병으로 인해 망가진 혈관에 상처를 주므로 당장 끊어야 한다.

2. 망막증을 예방하기 위한 안저(眼底) 검사, 신경 합병증 검사 등을 주기적으로 한다.

3. 매일 발을 깨끗이 씻고, 혹시 상처가 있는지 살핀다.

4. 매일 30분 이상의 유산소운동을 실시하고, 주 3회 근력 강화 운동을 병행한다.

5. 검증되지 않은 민간요법에 현혹돼 시간과 돈을 낭비하지 않는다.

6. 술은 칼로리만 높고, 저혈당을 유발할 수 있으므로 줄이거나 끊는다.

7. 혈당, 혈압, 콜레스테롤 등 3고(高)를 자주 점검한다.

8. 칼로리가 높은 식습관을 피하고, 식사 시에는 반드시 채소 등 섬유질 식품을 함께 먹는다.

당뇨병의 예방과 치료에 도움이 되는 한방 약차

당뇨병 역시 일단 발병하면 완치하기 어려우므로 그 예방이 가장 중요하다. 한방에서의 치료 역시 당뇨병을 미리 예방하고 조기 치료 하는 치미병을 강조한다. 그 예방 및 치료방법에는 약차요법, 체질별 식이요법, 체질별 운동요법 등이 있으며 한방 의료기관을 방문하여 자신에게 맞는 '맞춤형 당뇨 치미병 프로그램'을 자문받아 이를 꾸준하게 실천하면 당뇨병을 예방하고 치료할 수 있다. 당뇨병 예방과 치료에 도움이 되는 한방 약차는 다음과 같다.

1. 황기(黃芪)차

한방에서 황기는 대표적인 보기(補氣)제인데 이는 당뇨병에 효과가 좋다. 기(氣)의 5대 작용 중 고섭(固攝)작용을 보강하여 체내의 기가 허약해짐으로 인해 나타나는 식은 땀 등을 멈추게 한다.

⚙ **만드는 방법과 복용법**

깨끗한 물 1ℓ에 황기 30g, 오미자 10g, 육계(계피) 5g 정도를 넣고 약한 불로 1시간 정도 끓여 아침, 저녁으로 80㎖씩 복용한다.

2. 상엽(桑葉)차

상엽차는 뽕잎차를 말하며 소산풍열(疏散風熱, 몸 안의 풍과 열을 헤쳐서 발산시킴), 청폐윤조(淸肺潤燥, 폐 기능계를 맑게 하며 몸 안의 건조함을 윤택하게 함) 등의 효능이 있고, 혈당을 떨어뜨리는 작용이 있다. 그러나 신체가 너무 허약한 사람은 복용을 삼가야 하며, 허약자는 반드시 한방 의료기관의 자문을 구한 뒤 복용한다.

⚙ **만드는 방법과 복용법**

깨끗한 물 1ℓ에 상엽 15g 정도를 넣고 약한 불로 1시간 정도 끓여 아침, 저녁으로 80㎖ 씩 복용한다.

3. 산조인(酸棗仁)차

멧대추나무 씨로 혈당과 혈압을 떨어뜨리는 작용이 있다. 불면증(볶아서 사용함), 신경쇠약, 갱년기증후군 등에도 양호한 효과가 있다.

⚙ **만드는 방법과 복용법**

깨끗한 물 1ℓ에 신조인 30g 정도를 넣고 약한 불로 1시간 정도 끓여 아침, 저녁으로 80㎖씩 복용한다.

예 방 법 설 계 및

치 미 병 프 로 그 램 _ 비 만

1995년에 비만을 '질병'으로 선포한 세계보건기구(WHO)는 비만은 선진국뿐만 아니라 후진국에서도 상당히 문제가 된다고 분석했다. 한 조사에 의하면 우리나라의 경우 성인 인구의 약 30% 이상이 어느 정도의 비만에 해당된다는 안타까운 결과가 나와 건강수명의 증진을 위한 대책 수립이 시급하다고 볼 수 있다.

똑같은 인체인데도 한방에서 인체를 보는 생각과 양방에서 보는 생각에 큰 차이가 있음을 알 수 있다. 특히 비만은 이러한 차이가 뚜렷하게 드러나는 질환 중의 하나이다.

한방에서는 인체의 기능과 '개인차'를 매우 중요하게 고려하며 이를 '체질'로 상세히 구분하여 개개인에 맞는 의복을 맞추듯이 치료하는 '맞춤치료'를 강조한다. 인체를 구조적인 기계로 보기 보다는 살아 움직이는 생명체라는 인식을 강조한다. 따라서 비만 치료도 직접적으로 비만세포를 제거하는 평면적인 치료는 하지 않는다. 곧 비만세포도 인체의 구성원이므로 '인체와의 조화(여기서는 주로 기능적인 조화를 가리킴)'를 통해 자연스럽게 비만이 생기는 몸 안의 나쁜 환경(체질) 자체를 바꾸어 비만을 치료하려는 입장이다. 양방에서 실시하는 지방흡입술 등의 직접적 치료보다는 인체의 전체성을 고려한 간접적인 치료인 동시에 보다 근본적인 치료라 할 수 있다.

한편 양방에서는 인체의 기능과 개인차를 인정하긴 하지만 그 보다는 인체의 구조와 인간이라는 보편성에 치료의 중점을 둔다. 따라서 치료시 비만이 생기는 체질적 환경을 바꾸기보다는 직접적인 수술로 비만세포를 구조적(기질적·기계적)으로 제거하여 치료하려는 입장이 뚜렷하다. 그 대표적인 예로 지방흡입술을 들 수 있는데 어떻게 보면 이것이 근본적인 치료인 것 같기도 하다.

한방과 양방의 의학이론을 같이 존중하고 비교 연구하는 필자의 견해로는 환자의 나이가 많은 경우, 당뇨병이나 고혈압 등의 합병증이 있는 비만, 전신비만의 경우에는 한방 의료기관에서의 치료가 바람직하다고 생각한다. 그리고 소위 LFD(Localized Fat Deposition)라 하여 그 특성이 다른 부위의 지방과 전혀 달라서 운동이나 다이어트 등의 노력으로도 잘 줄어들지 않는 고질적인 부분비만(주로 목, 겨드랑이, 배, 허리, 엉덩이, 허벅지, 종아리 등)은 한·양방 의료기관의 협력치료가 필요하다고 본다. 무엇보다도 중요한 것은 병원으로 가기 전에 젊은 시절부터 적절한 칼로리의 섭취, 규칙적 식사, 주기적인 운동, 정서적 안정 등을 통해 항상 자신의 표준체중을 유지하는 일이다. 이것이 곧 장기적인 건강수명을 증진시키는 비결이다.

먼저 비만의 정의를 살펴보면, '체내에 지방이 과다하게 쌓인 상태'를 말한다. 따라서 비만과 과다체중은 같은 것이 아니다. 예를 들자면, 운동선수의 경우는 근육이 발달하여 체중으로만 보면 과다체중이 될 수 있지만 체내 지방의 비율이 낮으므로 이것을 비만이라고 말하지 않는다. 하지만 체중은 정상인데 운동이 부족한 경우에는 체내 지방의 비율이 높아 마른 비만으로 진단되는 사람들도 많다. 이와 같이 비만이란 몸속의 체지방률이 높은 것을 의미한다. 일반적으로 여성의 경우는 체지방률이 20~25%이면 정상, 25~30%이면 과체중, 30~40%이면 비만, 40% 이상이면 과비만이라고 진단한다. 남성의 경우는 여성과 달리 체지방률이 15~20%이면 정상, 20~25%이면 과체중, 25~35%이면 비만, 35% 이상이면 과비만이라고 진단한다.

지금 자신이 비만에 해당되면 당장 오늘부터 체중 감량에 돌입해라. 변화를 두려워해서는 아무 일도 할 수 없다. 변하는 자만이 성공할 수 있다. 늦었다고 생각할 때가 가장 빠르다고 하지 않는가!

그렇다. 비만을 질병이라 인식할 때 이는 예방과 치료의 관점에서 해석되어야 한다. 예로부터 일체유심조(一切唯心造)라 하였다. 질병 역시 본인의 강한 정신력으로 극복해야 한다. 비만은 정신을 바짝 차리고 평소 1%의 사소한 생활습관을 교정하면 돈을 들이지 않고도 누구나 극복할 수 있으며 자신의 표준체중을 유지할 수 있다. 될 수 있으면 돈 안 들이고 비만을 극복해야 요요현상도 없다. 그럼 그 방법은 어떤 것이 있을까?

첫째, 음식조절이다. 간단하다! 자신이 필요한 활동량보다 더 많이 먹으니 살찌는 것이다. 운동 백날 해야 밥 한 공기(300kcal) 덜 먹는 것만 못하다! 차라리 덜 먹고 운동하지 마라! 그리고 아침, 점심, 저녁의 비율을 5 : 3 : 2로 저녁으로 갈수록 식사량을 줄여 먹도록 한다.

둘째, 정신력의 보강이다. 금연처럼 표준체중에 도달하기까지는 정신력으로 버텨야 한다. 뚜렷한 목적의식을 가지고 임해야 한다. 표준체중에 도달하지 못하면 금세 살찌게 된다. 즉, 소위 말하는 요요현상이 생긴다. 모든 일에 항상 긍정적인 자세(PMA, Positive Mental Attitude)로 임하면 하루하루 살 빠지는 현상을 즐기게 된다. 곧 모든 일은 즐거울 때 그 효과가 나타나는 것이다. 살이 빠지고 난 후의 상황을 늘 떠올려라. 입고 싶었지만 몸에 맞지 않아 못 입었던 옷을 입고 거리를 자신 있게 활보하는 자신을 생각한다든지 등등 ….

셋째, 운동, 특히 걷기 운동이다. 무조건 일주일에 3~4회 이상, 하루에 40~50분씩 연속하여 걸어라. 최근 하루에 30분 이상씩 일주일에 5회 이상 유산소운동을 하면 폐암, 대장암을 예방할 수 있다는 연구 결과가 미국에서 나왔다. 일주일에 하루, 이틀 정도는 쉬어도 상관없다. 사실 걷기 운동은 돈이 들지 않으며 조깅화 하나만 있으면 되니 얼마나 좋은가.

이와 같이 평소에 운동과 활동을 많이 해서 에너지의 소비를 늘리는 것이 좋으며, 하루에 만보 정도 걷는 것이 비만 예방에 도움이 되며, 일주일에 3~4회 이상 실시하는 유산소운동은 심폐기능을 강화시키는 효과도 있다.

넷째, 이상의 방법이 실천하기 어려운 경우, 중증비만이거나 고혈압, 당뇨 등의 비만 관련 질환을 앓고 있는 경우, 복부비만(허리 인치가 남성 35인치[90㎝], 여성 31인치[80㎝] 이상)의 경우, 또는 좀 더 적극적으로 살을 빼고 싶어 하는 사람들에게는 전문적인 체질 검사를 통한 한방약물치료를 시행한다. 2～3일에 한 번씩 지방분해침 등 침구치료, 한방물리요법, 운동요법 등을 통해 뺄 수도 있지만 바쁜 현대사회에 지속적으로 치료받기 곤란한 경우는 약물치료가 더 적합할 수 있다.

요즘은 비만 치료의 경우도 웰빙과 뷰티를 추구하는 쪽으로만 치우치고 치료 본연의 정신을 벗어나 상업적으로 전락하는 것 같아 참으로 안타까울 때가 많다. 이젠 고가 장비에 의존한 상업적인 웰빙과 뷰티 위주의 비만 치료가 아닌 건강수명의 증진을 위한 필수 치료로서의 비만 치료가 꼭 필요한데 말이다. 그러면서 웰빙과 뷰티도 함께 신경 쓰는 치료가 필요하다. 왜냐 하면 비만은 우리의 건강수명을 위협하는 주요 질환인 암, 중풍, 심장병, 당뇨병 등의 뿌리가 되는 질환이기 때문이다. 따라서 비만을 치료하는 것은 이들 질환들을 치미병하는 효과도 거둘 수 있도록 비만의 예방과 조기 치료 설계가 이루어져야 한다. 따라서 비만의 예방과 조기 치료 프로그램에 있어서도 치료, 웰빙, 뷰티를 다 같이 생각하는 보다 입체적인 설계가 필요하며 이는 곧 질병과 환자, 부분과 전체를 동시에 생각하며 치료하여 우리의 건강수명을 늘리는 보다 근본적인 치료가 될 수 있다.

건강수명증진센터에서는 한방약물치료, 지방분해침 치료, 침구치료. 비침습 혈맥레이저 치료, 현대화된 한방물리요법, 심부온열치료, 한방스파치료, 향기요법, 고순도산소이온치료 등이 통합되어 비만의 치미병을 통해 암, 중풍, 심장병, 당뇨병 등을 역시 예방하고 조기 치료 가능한 시스템이 구축되어 있다. 예를 들어 침구치료 이후의 경락 이론이 현대화된 치료인 심부온열치료[24]와 한방스파치료는 침 치료를 받은 후 열려 있는 경혈로 몸의 사기(邪氣)를 배출시키면서 동시에 반신욕의 효과를 병행하여 상당히 만족스러운 치료 효과를 낸다. 그러면서 내장지방이 제거되어 비만도 치료되게 된다. 또한 침구치료 이후의 향기요법과 고순도산소이온치료는 유해한 활성산소의 제거와 함께 비만 예방과 치료에 도움이 되며 우울증, 불면증, 두통 등의 기능성 장애의 예방과 치료에도 매우 유용하다. 이와 같은 과정을 통해 양방의 지방흡입술과는 달리 치료, 웰빙, 뷰티를 모두 생각하면서 칼을 대지 않는 '한방비만' 예방 및 조기 치료의 개념이 도출되었다.

THE SECRET TO HEALTH
비만의 예방과 치료에 도움이 되는 한방 약차

임상에서 환자를 진료하다보면 환자와 보호자들로부터 다이어트에 도움이 되는 한방 약차에 대한 질문을 많이 받게 된다. 비만의 예방과 치료에 효과가 있다고 밝혀진 한방 약차로는 '구기자차, 오미자차, 칡차[葛根], 인삼차, 생강차, 둥굴레차, 진피차, 녹차' 등이 있다. 또한 산후비만을 막는데 도움을 주는 한방 약차로는 '당귀차, 도인홍화차, 목통차, 산사계피차, 삼백초차' 등이 있다.

1. 구기자(枸杞子)차

구기자는 신(腎, 비뇨기) 기능과 폐(肺, 호흡기) 기능을 고루 원활하게 하는 효능이 있다. 또한 구기자는 시력을 강화하며 갈증이 자주 날 때 이를 해소하는 데에도 도움이 된다. 공복 시에 구기자차를 마시면 공복감을 없앨 수 있어 다이어트에 도움이 된다. 구기자차를 만들 때에는 구기자를 감초와 함께 약한 불(이를 한방에선 문화[文火]라고 함)에서 1시간 이상 오래도록 달이는 게 좋다. 달이고 나서 검붉은 물이 우러나오면 고운 체로 걸러 병에 담아 두었다가 수시로 복용하면 된다.

⚙ **만드는 방법과 복용법**
깨끗한 물 1ℓ에 구기자 20g, 감초 10g 정도를 넣고 약한 불로 1시간 정도 끓여 아침, 저녁으로 80㎖씩 복용한다.

2. 오미자(五味子)차

오미자는 열매의 일종인데 산고감신함(酸苦甘辛鹹, 신맛, 쓴맛, 단맛, 매운맛, 짠맛)의 다섯 가지 맛이 난다하여 붙여진 이름이다. 오미자는 폐(肺) 기능계를 강화하여 기침, 가래, 만성기관지염, 인후염, 편도선염에 효과가 있으며 입이 마르거나 갈증이 심한 것을 다스린다. 폐 기능계를 강화하여 기의 소모기능을 키워주므로 비만의 예방과 치료에 도움이 된다. 오미자차를 만들 때에는 인삼, 대추를 같이 넣고 달여도 좋으며 하루 1~2잔 정도 복용하면 된다.

⚙ **만드는 방법과 복용법**
깨끗한 물 1ℓ에 오미자 20g, 인삼 10g, 대추 10개 정도를 넣고 약한 불로 1시간 정도 끓여 아침, 저녁으로 80㎖씩 복용한다.

3. 칡[갈근(葛根)]차

칡은 몸에 뭉친 열을 풀어주기 때문에 스트레스를 받으면 폭식하는 사람과 얼굴이 쉽게 달아오르면서 비만인 사람에게 적합하다. 칡은 달여서 차로 마셔도 되고 생즙을 내서 먹어도 된다.

⚙ **만드는 방법과 복용법**

깨끗한 물 1ℓ에 칡 20g, 대추 10개 정도를 넣고 약한 불로 1시간 정도 끓여 아침, 저녁으로 80㎖씩 복용한다.

4 인삼차

인삼은 우리 몸의 에너지 대사의 중추적 역할을 하는 기를 북돋우는 효능이 있어 너무 굶거나 단식으로 기운이 없는 사람, 운동 후 많이 지치는 사람에게 좋다. 따라서 인삼차는 체내의 기를 보해 가면서 다이어트도 동시에 하고 싶은 사람에게 적합하다.

⚙ **만드는 방법과 복용법**

깨끗한 물 1ℓ에 인삼 20g, 대추 10개 정도를 넣고 약한 불로 1시간 정도 끓여 아침, 저녁으로 80㎖씩 복용한다.

5. 생강차

생강은 몸을 따뜻하게 덥혀 주는 효능이 있어 혈액순환과 소화기능 개선에 좋다. 따라서 평소 혈액순환이 잘 안 되고 소화기능이 떨어지는 사람들의 다이어트에 도움이 된다.

⚙ **만드는 방법과 복용법**

깨끗한 물 1ℓ에 생강 20g, 감초 10g, 대추 10개 정도를 넣고 약한 불로 1시간 정도 끓여 아침, 저녁으로 80㎖씩 복용한다.

6. 둥굴레[옥죽(玉竹)]차

둥굴레는 노화를 방지하고 체내의 기를 보강해 주므로 다이어트 후 기운이 약해진 사람, 많이 먹어도 항상 허기를 느끼는 사람에게 좋다. 둥굴레는 약차로 만들어서 하루 2~3회 나누어 마시거나 삶아서 죽으로 먹거나 가루로 만들어 미숫가루처럼 먹을 수도 있다.

⊕ 만드는 방법과 복용법
차로 복용하는 경우 깨끗한 물 1ℓ에 둥굴레 20g, 대추 10개 정도를 넣고 약한 불로 1시간 정도 끓여 아침, 저녁으로 80㎖씩 복용한다.

7. 진피(陳皮)차

진피는 오랫동안 말린 귤껍질을 말하는데 스트레스로 인해 기가 잘 뭉치는 기체(氣滯)형 비만에 적합하다. 특히 음식을 먹으면 잘 체하고 신경 쓰면 잘 지치면서 비만인 사람에게 효과가 좋다.

⊕ 만드는 방법과 복용법
깨끗한 물 1ℓ에 진피 20g, 대추 10개 정도를 넣고 약한 불로 1시간 정도 끓여 아침, 저녁으로 80㎖씩 복용한다.

8. 녹차

녹차는 특히 지방의 분해 효과가 아주 뛰어난데, 이는 녹차 속의 '카테킨' 성분이 혈관에 쌓여 있는 지방을 녹여주기 때문이다. 따라서 녹차는 동맥경화를 예방하고 신진대사를 원활하게 하며 피로를 회복시키는 효능이 있다. 또한 녹차의 '카페인' 성분은 지구력과 기억력을 증진시키므로 수험생에게도 도움이 된다.

예 방 법 설 계 및

치 미 병 프 로 그 램 _ 고 혈 압

순환계 질환 중에서 고혈압은 인간의 전체 질환 중 가장 흔한 병으로 알려져 있으며 '조용한 살인자'라고 불릴 만큼 우리의 건강수명을 소리 없이 위협하는 무서운 질병이다. 의학통계가 무척 발달한 미국 역시 병원을 찾는 이유 중 1위를 고혈압이 차지하고 있다고 한다.

혈압은 '좌심실이 수축할 때와 확장될 때에 말초동맥에 전파되는 파동의 압력'을 말한다. 혈압은 수시로 변하므로 몸과 마음이 편안한 상태에서 반복하여 측정하는 게 원칙이다.

고혈압은 원인에 따라 본태성인 '일차성 고혈압'과 '이차성 고혈압'으로 나눌 수 있다. 일차성 고혈압은 그 원인을 명확하게 알 수 없는 경우를 말하며 전체 고혈압 환자의 약 90~95%를 차지한다. 이차성 고혈압은 명확하게 원인이 발견되는 경우이며 전체 고혈압 환자의 5~10%를 차지한다.

혈압이 140/90(수축기혈압/확장기혈압)mmHg 이상이면 일주일 간격으로 다시 혈압을 3주 동안 반복 측정하는데 만약 계속 혈압이 140/90mmHg 이상으로 나오면 고혈압이라고 진단한다.

2003년에 발표된 기준에 의하면 120/80mmHg 이하를 '정상혈압', 140/90mmHg 이상을 '고혈압', 정상혈압과 고혈압의 사이를 '전(前)고혈압'이라 이름 붙였다. 그리고 140~159/90~99mmHg인 경우는 '고혈압 1기', 160/100mmHg 이상인 경우를 모두 '고혈압 2기'로 분류했다.

고혈압의 치료는 항상 비약물요법과 약물요법을 병행해야 한다. 제1기 고혈압(고혈압 1기, 140~159/90~99mmHg)은 비약물요법으로 약 3~6개월 정도 철저하게 치료해본 후 계속 확장기혈압이 95mmHg 이상이면 비약물요법과 함께 약물요법을 시작해야 한다. 또한 처음부터 확장기혈압이 100mmHg 이상인 경우는 바로 약물요법을 시작한다. 이와는 별도로 흡연자와 관상동맥질환, 고지혈증, 당뇨병 등을 앓고 있는 사람은 확장기혈압이 90mmHg 이상만 되면 약물요법을 추가적으로 실시하여 보다 더 철저하게 혈압을 조절해나갈 필요가 있다.

고혈압의 예방과 치료에 있어서 비약물요법을 요약하면 다음과 같다.

1. 등력성(等力性) 운동을 한다.

걷기, 달리기와 수영 등의 등력성 운동은 칼로리를 소모시키고 교감신경을 누그러뜨리므로 고혈압을 예방할 수 있다.

2. 평소에 표준체중을 유지한다.

3. 스트레스를 적절히 해소하여 심리적 긴장을 완화한다.

4. 음식을 싱겁게 먹는다.

   소금의 섭취는 혈액량을 증가시켜 혈압을 올리므로 줄인다.

5. 과음을 피하며 음주를 절제한다.

6. 칼륨을 섭취한다.

   자연식품인 강낭콩, 마늘, 애호박, 표고버섯 등의 야채에는 나트
   륨의 요배설을 촉진시키는 '칼륨'이 많아서 혈압을 떨어뜨리는
   데 효과가 있다.

7. 칼슘을 섭취한다.

   고혈압을 관리하느라 칼로리를 제한하기 위해 치즈, 우유 등을
   줄이면 자칫 칼슘이 부족해질 수 있는데, 이때 칼슘을 섭취하면
   혈압을 떨어뜨릴 수 있다. 칼슘은 혈관세포를 수축하게 하는 비
   타민 D를 억제해 혈관세포를 이완시켜 혈압을 떨어뜨린다.

미국 국립보건원(NIH)의 고혈압 예방 지침 역시 참고할 만한 가치
가 있는데 그 내용은 다음과 같다.

1. 하루에 최소 30분 이상 운동하라.

2. 체중을 정상으로 유지하라.

3. 술은 남자는 하루 2잔, 여자는 1잔으로 제한하라.

4. 염분은 하루 2.4g 이하로 섭취하라.

5. 칼륨은 하루 3.5g 이상을 섭취하라(강낭콩, 마늘, 애호박, 표고버섯 등
   에 칼륨이 많이 들어 있다).

고혈압의 예방과 치료에 도움이 되는 한방 약차

고혈압은 한 번 발병하면 평생에 걸쳐 약을 복용하고 조절해야 하는
사실 무서운 병이다. 따라서 고혈압 역시 미리 예방하는 것 말고는 근
본적인 대책이 없다. 고혈압의 예방을 위해서는 약차요법 이외에도
꾸준하게 운동을 하여 정상체중을 유지하고 아울러 음식을 짜게 먹어
서는 안 되며 스트레스를 적절히 해소해야 한다. 한방에서는 고혈압
을 간양상항(肝陽上亢, 간의 양 기운이 위로 치솟아 오름)으로 보아 간열(肝熱)
이 생기지 않도록 하는데 예방과 조기 치료에 중점을 둔다.

1. 하고초(夏枯草)차

하고초는 청간산결(淸肝散結, 간의 열을 없애고 기혈이 막혀 뭉친 것을 풀어
줌)하는 효능이 있으며 혈당과 혈압을 떨어뜨리는 작용이 있다. 따
라서 당뇨병과 고혈압을 함께 가지고 있는 환자와 당뇨병 및 고혈
압의 예방과 치료에 효과가 있다.

⊛ 만드는 방법과 복용법
깨끗한 물 1ℓ에 하고초 20g, 대주 10개 정도를 넣고 약한 불로 1시간 정도 끓여 아침,
저녁으로 80㎖씩 복용한다.

2. 황련해독(黃連解毒)차

당뇨병 등 다른 질환이 없이 고혈압만 있는 경우 고혈압의 예방과
치료를 위해 아래의 방법으로 약차를 복용한다.

❀ 만드는 **방법과 복용법**

깨끗한 물 1ℓ에 황련 4g, 황금 4g, 황백 4g, 치자 4g, 대추 10개 정도를 넣고 약한 불로
1시간 정도 끓여 아침, 저녁으로 80㎖씩 복용한다.

예방법 설계 및

치미병 프로그램_관절염

관절염은 우리의 건강수명을 떨어뜨림으로써 삶의 질을 저하시키는 대표적인 질환이다. 대부분의 어르신들이 특히 무릎과 허리의 관절염 때문에 계단을 오르내리며 힘들어 하시는데 이런 모습을 볼 때마다 정말로 안타깝고 남의 일 같지가 않다.

관절염이 있는 어르신들은 운동을 하고 싶어도 관절이 말을 듣지 않아 운동을 못하게 되고 따라서 대부분 비만을 같이 동반하는 경우가 많다. 비만은 원래 운동을 해야 치료가 되는데, 관절염이 있는 어르신들은 운동을 할 수도 없어 '관절염-비만'의 악순환이 계속되고 있으며 이는 비만으로 인한 암, 중풍, 심장병, 당뇨병 등의 성인병을 유발하여 건강수명의 증진에 큰 방해가 된다. 따라서 관절염도 관절이 건강할 때 잘 유지하고 보호해야 하며 이미 병이 생긴 경우에는 의료기관에서의 정밀한 진찰과 조기 치료가 필요하다.

관절염에는 퇴행성 관절염, 류마티스 관절염, 통풍성 관절염, 화농성 관절염 등이 있다. 우리가 관절을 부적절하게 사용하거나 많이 사용하는 경우에는 뼈와 뼈를 연결시키는 연골이 닳거나 관절을 이루는 조직에 문제가 생겨서 관절염이 생긴다. 관절염의 증상은 부종, 발열, 충혈, 통증 등의 일반적인 염증 증상에 관절이 뻣뻣해지는 증상이 추가된다. 따라서 활동 시에 많은 제약이 뒤따른다. 또한 관절은 우리가 활동할 때마다 작용을 하므로 관절염을 앓고 있는 사람들의 고통은 이루 말할 수 없다.

우리가 흔히 보는 관절염에는 류마티스 관절염과 퇴행성 관절염이 있다.

류마티스 관절염은 우리 몸의 면역체계가 바이러스와 세균을 공격하지 않고 오히려 우리 몸을 공격해서 발생하는 관절염이다. 즉, 혈액 속의 백혈구 세포가 우리 몸의 관절, 관절 주위의 근육, 뼈, 인대를 공격해서 염증을 일으킨다. 아침에 일어났을 때 전신의 관절이 뻣뻣해지면서 1시간 이상 통증이 있으며, 손가락, 발가락 마디가 붓고 통증이 있는 상태가 6주 이상 계속되며, 미열, 체중 감소, 피로 등의 증상이 나타날 때에는 빨리 의료기관으로 가서 류마티스 관절염 검사를 받아 보는 것이 원칙이다.

반면에 퇴행성 관절염은 관절을 많이 사용하게 되어 관절의 연골이 닳아서 생기는 관절의 염증이며, 노화 때문에 생기는 관절염이다. 퇴행성 관절염이 생기지 않도록 하려면 관절에 무리를 주는 격렬한 운동을 피해야 하고, 무엇보다도 관절이 부상을 당하지 않도록 신경 써야 한다. 따라서 모든 운동 전에는 항상 준비운동을 열심히 해서 관절을 미리 풀어주는 것이 중요하다. 경우에 따라서 운동 시에 관절 보호대 등을 착용하는 것도 좋다. 또한 관절염이 있다고 해서 움직이지 않으면 관절이 더 굳어지기 때문에 오히려 관절을 조금씩 적절하게 움직여야 회복이 빨라진다. 가벼운 통증 정도는 참고, 무리가 가지 않는 범위 내에서 운동을 해주는 것이 관절염의 빠른 회복에 도움이 된다.

관절염과 신경통의 예방과 치료에 도움이 되는 한방 약차

관절염은 대부분의 어르신들이 다 갖고 있을 정도로 흔한 고질병이며 치료 역시 상당한 시간이 걸린다. 따라서 미리 관절의 소중함을 알고 관절에 무리가 되는 습관은 피하는 등 예방이 가장 중요하다.

1. 강활(羌活)차

강활은 한방에서 거풍습(祛風濕, 관절염의 원인이 되는 풍과 습을 제거함), 이관절(利關節, 관절의 활동을 이롭게 함)하는 효능이 있으며, 관절염과 신경통의 예방 및 치료에 쓰인다. 또한 고혈압, 중풍, 감기, 몸살, 두통에도 효과가 있다.

☻ 만드는 방법과 복용법

깨끗한 물 1ℓ에 강활 20g, 방풍(防風) 10g, 생강 5g, 대추 10개 정도를 넣고 약한 불로

1시간 정도 끓여 아침, 저녁으로 80㎖씩 복용한다.

신경통 역시 대부분의 어르신들을 괴롭히는 주요 질병 가운데 하나이고 한방 의료기관을 자주 찾게 만드는 대표적 질환 중의 하나이다. 하지만 예방수칙을 잘 지키고 꾸준하게 약차요법 등을 시행하면 예방과 치료가 가능하다.

1. 독활(獨活)차

독활은 한방에서 거풍제습(祛風除濕, 관절을 뻣뻣하게 만드는 원인인 풍을 없애고 역시 관절염의 원인인 습을 제거함)하는 효능이 있어 특히 신경통, 류마티스 관절염, 중풍의 예방과 치료에 쓰인다.

⊛ **만드는 방법과 복용법**

깨끗한 물 1ℓ에 독활 20g, 생강 5g, 대추 10개 정도를 넣고 약한 불로 1시간 정도 끓여 아침, 저녁으로 80㎖씩 복용한다.

예방법 설계 및

치미병 프로그램_우울증

우울증은 일명 '마음의 감기'로 그러려니 하고 가만히 내버려 두면 안 된다. 왜냐하면 우울증은 우리의 영혼과 육체를 모두 망가뜨릴 수 있기 때문이다. 암, 중풍, 심장병, 당뇨병만 무서운 것이 아니라 우울증이 더 무서울 수 있다.

그럼 먼저 우울증의 사전적 정의와 의학적 정의부터 알아보자.

우울증의 사전적 정의는 "우울한 기분에 빠져 의욕을 상실한 채 무능감, 고립감, 허무감, 자책감, 자살충동 등에 사로잡히는 일종의 정신질환(출처, 〈네이버 백과사전〉)"이다. 의학적 정의는 "우울한 기분이 상황에 비하여 지나치게 심하다든지, 우울한 기분으로 인하여 일상생활의 현저한 장애가 있을 때 이러한 기분의 변화를 병적으로 간주하며, 이는 여러 가지 정신질환과 신체질환이 동반하여 나타나는 경우가 많은데, 현대의학에서는 이렇게 상당한 정도의 우울한 기분과 함께 나타나는 정신적 및 신체적 증상을 하나의 증후군으로 분류하며 이를 우울증으로 간주한다(박영남, 〈우울증의 진단과 치료〉, 1994)"로 되어 있다.

그러나 우리가 일상생활 속에서 겪는 단순히 우울한 기분을 모두 우울증이라 할 수는 없고, 이러한 우울증의 증세가 상당기간(최소한 2주 이상) 지속되어 자신의 기분 상태를 조절할 수 없을 때 이를 우울증이라 부를 수 있다.

우리의 건강수명 설계에서 우울증은 그 비중이 대단히 큰 질환인데, 왜냐하면 다른 질환들과 달리 우울증은 정신과 육체를 모두 해롭게 하기 때문이다. 1948년 세계보건기구(WHO) 헌장의 정의에 의하면, "건강이란 다만 질병이 없거나 허약하지 않다는 것만을 말하는 것이 아니라 신체적·정신적 및 사회적으로 완전히 안녕한 상태에 놓여 있는 것이다(Health is a complete state of physical, mental and social well-being and not merely the absence of disease or infirmity)"라고 되어 있다.

이처럼 신체적으로 질병이 없다고 하여 그 사람이 건강하다고는 볼 수 없으며, 정신과 육체는 절대로 분리되어 생각할 수 없고 건강한 정신이 있을 때 건강한 육체도 있는 것이다. 그리고 신체적·정신적 건강과 더불어 인간의 사회적 역할을 강조하는 생활 개념으로서의 건강이 요즈음 더 강조되고 있다. 또한 세계보건기구에서는 최근에 육체적·정신적·사회적 안녕(physical, mental, social well-being)이라는 기존의 건강 정의에 '영적 건강(靈的 健康, spiritual well-being)'을 추가하기로 결정했다. 즉, 육체적·정신적으로 질병이 없고 원만하게 사회생활을 누린다고 해도 영적인 만족을 얻지 못한다면 이를 진정한 건강이라고 보기 어렵다는 의미이다.

'영적 건강'이란 비유를 하자면 배부른 돼지로 살기보다는 "과연 무엇을 위해 사느냐?"라는 질문에 적절하게 대답할 수 있어야 진정으로 건강하다고 할 수 있다는 의미로 이해할 수 있다.

이와 같이 건강수명의 증진 차원에서 우울증은 반드시 예방되어야 하고 우울증 증세가 시작되면 반드시 의사와 상의하여 지속적인 예방과 조기 치료를 하는 것이 개인과 사회의 건강을 위해서 매우 중요하다.

이우울증의 예방수칙을 요약하면 다음과 같다.

1. 과거에 대한 지나친 집착을 버린다.
2. 사소한 일에 목숨 걸지 않는다.
3. 스트레스의 원인을 알아낸다.
4. 스트레스를 받을 때 본인의 반응을 분석한다.
5. 스트레스를 회피하기보다는 적극적으로 해결하고자 노력한다.
6. 신체의 건강을 항상 유지한다.
7. 자신감을 가지고 매사를 초(超)긍정적으로 생각한다.
8. 자신의 생활환경에 변화를 준다.
9. 판단의 기로에서 선택과 포기를 분명하게 한다.

10. 자신을 구속하는 본인만의 엄격한 규칙에서 벗어난다.

11. 항상 다른 사람들과 대화한다.

우울증의 예방과 치료에 도움이 되는 한방 약차

대부분의 경우 우울증은 누구나 조금씩 다 겪는 것이고 이러다 말겠지 하다가 큰 병을 키우는 경우가 많다. 이럴 때 약차를 정성껏 끓이면서 그 향을 맡으면 우리 몸의 자율신경이 균형을 이루며 우울증 해소에 유익하다.

1. 향부자(香附子)차

평소 우울증이 염려된다면 향부자차를 꾸준하게 복용하는 것이 우울증을 예방하고 치료하는 데 도움이 된다. 향부자는 "향부신평소숙식 개울조경통가식(香附辛平消宿食 開鬱調經痛可息, 향부자는 맛이 맵고 약성이 따뜻함과 차가움의 중간이며 우리 몸 안의 오래된 음식물의 적체를 없앤다. 기가 소통되지 않아 울체된 것을 풀어준다. 월경을 순조롭게 하며 통증을 멎게 한다)"이라 하여 인체 내에서 추동(推動)작용, 온후(溫煦)작용, 방어(防禦)작용, 고섭(固攝)작용, 기화(氣化)작용을 하는 기(氣)가 울체(鬱滯)되고 소통이 안 되어 나타나는 우울증의 예방과 치료에 효과가 있다.

⚙ 만드는 방법과 복용법

깨끗한 물 1ℓ에 향부자 20g, 감초 5g, 생강 5g, 대추 10개 정도를 넣고 약한 불로 1시간 정도 끓여 아침, 저녁으로 80㎖씩 복용한다.

예방법 설계 및

치미병 프로그램_치매

고령화 시대에 치매(癡呆)는 개인뿐만 아니라 가족 전체, 더 나아가서는 사회 전체를 병들게 하는 무서운 존재이다. 즉, 사회 전체 구성원들의 건강수명이 달려 있는 셈이다. 사람은 누구나 나이가 들기 마련이다. 따라서 치매 예방을 위한 비결은 젊을 때부터 잘 알고 실천해 나가는 수밖에 없다.

건망증과 치매는 잘 구별해야 한다

간혹 건망증이 오래되면 치매가 된다는 속설을 이야기하는 사람들이 있는데, 이는 건망증과 치매에 대한 개념을 정확히 모르기 때문에 생기는 일이다. 물론 건망증과 치매를 구별하는 것은 쉽지 않으며 가장 정확한 방법은 역시 의료기관을 방문해서 정확하게 진찰을 받아 보는 것이다.

건망증이란 자신이 체험한 일 중에서 일부분만을 잊어버리는 것을 말하고, 치매는 자신이 체험한 일 자체를 완전히 잊어버리며 또한 본인이 건망증이 있다는 사실조차 알지 못하는 것을 가리킨다. 이와 같이 치매란 대뇌의 기억 세포가 파괴되어 생기는 일종의 인격 장애를 말한다. 따라서 일시적인 기억장애인 건망증이 치매로 발전하지는 않는다.

예전에는 치매를 나이가 들면 자연스럽게 생긴다고 생각하여 흔히 '노망'으로 부르고 가족 내의 문제로만 인식하여 대수롭지 않게 생각했다. 그러나 의학의 발달로 인해 이러한 치매가 단지 나이를 먹는다는 이유로 누구에게나 생기는 것이 아니라는 것이 밝혀졌다. 또한 요즘에는 가족제도가 대부분 핵가족화 됨에 따라 노인들의 치매 문제는 가족 내의 문제만이 아닌 사회 전체의 문제로 부각되고 있다. 특히 치매는 환자 본인뿐만 아니라 그 가족들의 삶의 질과도 관련이 있어 그 어떤 질병보다도 예방이 중요하다.

건망증과 치매는 큰 차이점이 있다. 예를 들어 보자. 우리가 간혹 비 오는 날 우산을 들고 나갔다가 집으로 들어올 때 우산을 잃어버리고 그냥 오는 경우가 있다. 이때 건망증과 치매의 큰 차이점은 어떤 자초지종 등 부연설명을 듣고 "아! 맞아"라고 생각을 떠올릴 수 있으면 건망증이고, 부연설명을 듣고 나서도 어떤 상황인지 모르면 이는 치매에 가깝다. 즉, 우산을 들고 나갔는지, 우산을 어디에 놓고 귀가했는지조차 모르면 치매를 의심해보아야 한다는 뜻이다.

이와 같이 건망증이란 뇌의 어느 부위에 저장해 둔 기억을 필요할 때 꺼내어 쓰지 못하는 단순한 기억장애를 가리키고, 치매는 뇌세포의 파괴 등 뇌손상으로 인해 기억 자체를 못하는 병을 가리킨다. 우리가 건망증과 치매를 구별해야 하는 이유가 바로 여기에 있다. 건망증과 치매를 구별하지 못해서 "나이가 들면 당연히 기억력이 떨어지고 잠시 깜빡 잊어 먹는 것은 대수롭지 않다"라고 생각하다가 치매를 빨리 발견하지 못해 조기 치료의 기회를 놓쳐 버릴 수 있기 때문이다. 특히 나이가 많은 어르신들을 모시고 사는 가정에서는 반드시 건망증과 치매를 잘 구별하여야 하며, 구별이 어려운 경우에는 의료기관에 가서 미리 상담하고 대책을 세우면 큰 문제가 발생하지 않는다. 치매 역시 다른 질병들과 마찬가지로 조기 예방, 조기 발견과 조기 치료가 가장 중요하다. 치매의 경우 역시 우리 사회에 만연한 건강에 대한 '그러려니…' 증후군에서 벗어나야 예방과 치료가 가능하다.

치매를 예방하고 치료하려면 발병 원인을 알아야 한다

치매란 앞서 설명한 것과 같이 일상생활은 물론이며 사회활동, 직업활동 등을 할 수 없을 정도의 기억장애를 말한다. 한번 치매에 걸리면 정신적 장애와 더불어 성격장애, 인격장애, 신체적 이상행동 등이 동반된다. 주로 65세 이상의 노인층에서 많이 발생하는데 때로는 50 대의 연령층에서도 발생한다.

이러한 치매의 원인은 여러 가지가 있는데 대표적인 것이 알츠하이머병으로 치매의 약 50%가 이 병의 결과이다. 또한 뇌졸중 등의 혈관성 치매가 약 30%이고, 갑상선 기능저하와 알코올성 치매, 우울증으로 인한 치매 등이 나머지의 원인을 차지한다.

이와 같이 치매의 원인으로 가장 많은 것이 알츠하이머형 치매와 혈관성 치매인데, 알츠하이머형 치매는 기억력의 장애가 서서히 나타나 점점 심해져서 언어능력, 지남력, 집중력, 판단력, 추상적 사고능력 등이 떨어지며 동시에 인격 변화가 나타난다.

알츠하이머형 치매는 '베타아밀로이드(beta-amyloid)'라는 단백질이 뇌신경 세포에 쌓여 뇌세포에 비정상적인 단백질이 축적되고 아세틸콜린이라는 뇌신경 전달물질이 부족하여 발생한다고 알려져 있다. 그러나 아직까지 정확한 발생원인은 밝혀지지 않고 있으며 치료대책도 수립되지 못하고 있다.

혈관성 치매는 혈중 콜레스테롤에 의한 고혈압이 주요한 위험인자이며, 고혈압, 당뇨병, 비만 등을 가진 사람들에게서 잘 발생한다. 중풍으로 불리는 뇌졸중이 반복되고 뇌의 손상이 누적되어 치매 증상이 나타나는 질환이 혈관성 치매이다. 따라서 성인병에 걸리지 않도록 젊을 때부터 주의하여야만 나이가 들어서 치매가 생기지 않는다.

노인의 기억력과 인지 기능의 평가에서 중요한 것이 노인성 우울증인데 우울증이 심해지면 인지 장애가 심해지므로 노인성 우울증을

'가성(假性) 치매'라고 부르기도 한다. 치매 환자 중 상당수는 가벼운 우울증을 갖고 있다. 노인들은 사회적·직업적인 역할이 감소하여 상대적인 소외감을 많이 느끼게 되어 우울증에 잘 걸린다. 그러나 우울증과 치매는 인지 기능 장애의 순서에 차이가 있다.

대개의 우울증은 무력감, 우울하고 슬픈 기분, 욕구 저하, 흥미 상실 등의 증상이 먼저 나타나며 증상이 심해짐에 따라 인지 장애가 나타나는 것이 보통이다. 그러나 치매의 경우는 인지 기능 장애가 먼저 나타난 후에 우울한 증상이 나타나는 차이점이 있다. 우울증은 우리의 정신과 육체를 황폐화시키므로 치매 예방뿐만 아니라 우리의 건강수명을 증진시키는 차원에서도 꼭 예방하고 치료해야 한다. 우울증은 적절한 치료를 받으면 상당 부분 호전될 수 있으며, 우울증이 호전됨에 따라 인지 기능의 장애도 회복되므로 치료 받으면 좋아질 수 있다는 확신을 갖고 꾸준하게 고치려는 노력을 할 필요가 있다.

치매의 예방 및 치료 대책

치매도 그 원인을 알면 미리 대책을 세워서 예방할 수 있으므로 뇌신경의 노화와 치매의 예방수칙을 잘 숙지하여 평소의 생활습관을 잘 유지해 나가면 충분히 막을 수 있다. 치매는 가족력이 강한 질병이며 부모 모두 치매에 걸린 자녀의 경우는 그렇지 않은 경우보다 치매 발병 위험이 5배 정도이므로, 가족력이 있는 경우에는 특히 치매 예방에 주의를 기울여야 한다. 특히 생활습관병인 고혈압, 당뇨병, 비만 등은 치매의 지름길이므로 걸리지 않도록 예방하고 조기 치료해야 한다.

치매의 일반적인 예방 및 치료 수칙은 다음과 같다.

1. 나이가 들수록 지속적인 두뇌활동을 하여 기억력의 감소를 줄인다.
2. 뇌혈관의 이상을 막기 위해 정기적으로 혈압검사를 받으며 고혈압의 치료에 노력한다.
3. 심장병, 당뇨병을 예방하고 조기 치료한다.
4. 콜레스테롤 수치를 점검하며 비만을 예방한다.
5. 손발의 감각에 이상이 있을 때에는 의료기관을 방문하여 진단 받아 조기 치료를 받는다.
6. 식사를 골고루 하여 영양부족을 방지하여 뇌세포의 감소를 방지한다.
7. 걷기 등 적절한 운동을 꾸준하게 한다. 사람의 기억력은 걸을 때 가장 좋다고 한다.
8. 머리를 많이 쓰며 항상 긍정주의, 더 나아가서 초(超)긍정주의로 세상을 바라보고 즐겁게 웃으며 산다. 부정적인 생각은 아드레날린을 분비하여 기억회로를 닫는 반면에 긍정적인 생각은 엔도르핀, 도파민 등을 분비하여 기억회로를 열어 두뇌를 활성화시키므로 치매 예방과 치료에 도움이 된다.

9. 평소에 자상한 성격을 가지면 치매 예방과 치료에 도움이 된다.

10. 기억장애, 언어장애 등이 있으면 즉시 검진을 받는다.

11. 우울증은 치료 받아야 하며, 많이 웃고 밝게 사는 습관을 들인다.

12. 금연하며 절주한다.

13. 친구들과 대화를 많이 나누며 젊은 사람들과도 자주 어울린다.

14. 항상 새로운 정보를 접하며 일상적인 활동을 한다.

15. 언제나 즐겁고 느긋한 마음의 상태를 유지한다.

16. 물을 충분하게 마셔 뇌의 혈액순환을 돕는다.

17. 과식을 피하며 지나치게 기름진 음식은 피한다.

18. 스트레스를 적절하게 푼다.

치매의 예방과 치료는 올바른 식생활습관으로부터 시작된다

건강수명을 설계하기 위해 가장 먼저 해야 할 일이 올바른 식생활 설계를 하는 것인데, 건강수명에 직접적인 영향을 미치는 치매의 예방과 치료 역시 올바른 식생활 설계로부터 시작된다. 어르신들께서는 본인의 고통보다도 행여 자식들에게 누가 될까봐 치매 예방에 대해 큰 관심을 갖고 계신다. 그러나 이러한 관심과 걱정에 비해 막상 치매 예방을 위한 노력에는 여러 가지 현실적 어려움으로 인해 소극적인 것이 사실이다. 사실은 올바른 식생활습관의 설계, 뇌의 활성화 노력, 긍정적인 사고, 적절한 운동 등을 통해 즐거운 마음으로 평소에 느긋하게 치매와 노화방지를 할 수 있는데도 말이다.

치매의 예방과 치료를 위한 식생활습관의 가장 중요한 원칙은 모든 음식을 골고루 섭취하여 몸 안에 부족한 영양소가 없도록 식생활을 하는 것이다. 이는 영양소가 부족하게 되면 뇌의 활동에 필요한 여러 가지 중요한 효소들을 충분히 만들지 못하기 때문이다. 또한 뇌의 건강 유지와 치매 예방을 위해서는 음식을 과식하기보다는 적절하게 소식하는 습관이 좋다. 최근의 연구에 의하면 섭취하는 음식의 칼로리를 40% 줄였더니 기억력은 28% 증가하였으며, 치매의 원인으로 밝혀진 도파민, 세로토닌 등의 신경전달물질의 파괴가 최고 48%까지 감소하였다. 따라서 우리가 소식하는 습관만 잘 지키면 기억력 향상과 함께 치매 예방의 효과도 더욱 좋아짐을 알 수 있다.

혈관의 노화를 막고 뇌신경세포의 퇴화를 막아야 치매를 예방할 수 있는데, 치매의 예방과 치료를 위한 올바른 식생활 원칙을 요약하면 다음과 같다.

1. 나쁜 콜레스테롤을 억제하고 좋은 콜레스테롤을 늘리는 식생활을 한다.

   나쁜 콜레스테롤은 혈관 벽에 붙어서 혈관 폭을 좁히는 작용을 하며, 좋은 콜레스테롤은 동맥경화를 예방해주는 역할을 한다. 나쁜 콜레스테롤을 억제하고 좋은 콜레스테롤을 늘리는 식생활을 하려면 평소에 나쁜 콜레스테롤이 많은 육류의 기름기 부분의 섭취를 줄이고, 콩류 등의 식물성 단백질을 충분히 섭취하고 적당한 운동을 하는 것이 중요하다. 또한 혈액 중의 중성지방이 줄면 좋은 콜레스테롤이 증가하므로 중성지방을 증가시키는 케이크, 청량음료 등의 당분과 알코올의 섭취를 줄여야 하며 금연하는 것이 바람직하다.

2. 단백질이 풍부한 식품을 섭취한다.

단백질은 혈관을 젊게 유지하며 뇌세포를 활성화하기 위해 꼭 필요한 영양소이다. 따라서 치매 예방을 위해서는 동물성 단백질과 콩류, 매실, 쌀 등의 식물성 단백질을 골고루 적절하게 섭취해야 한다.

3. 비타민을 충분히 섭취한다.

비타민 E는 혈관을 젊게 유지하는 효과가 있다. 따라서 비타민 E가 풍부한 고등어, 꽁치, 대구알젓, 참기름, 뱀장어, 콩, 식물유 등을 충분히 섭취하는 식생활을 한다. 뇌대사에 중요하고 기억력 감퇴를 예방하는 비타민 B_2가 풍부한 호도 등의 견과류, 흰콩 등의 콩류와 비타민 B_1이 풍부한 현미를 섭취한다.

4. 음식을 싱겁게 먹는다.

한국인의 염분 섭취량은 구미 사람의 2배 정도이다. 고혈압, 중풍, 뇌혈관성 치매 예방에 매우 중요한 것은 평소에 싱겁게 먹는 식습관이다.

5. 싱싱한 생선을 많이 섭취한다.

등 푸른 생선인 꽁치, 전갱이, 정어리에 풍부한 DHA, EPA는 콜레스테롤 수치를 떨어뜨리고 혈전의 발생을 억제하며 동맥경화,

치매 예방 효과가 있다.

6. 레시틴(lecithin)을 함유한 식품을 섭취한다.

   레시틴은 뇌의 활동을 유지하는 신경전달물질의 원료가 되는 영양소이며 흰 콩, 푸른 콩, 난황(노른자위), 소의 간 등에 함유되어 있다.

7. 우유, 요구르트 등을 통해 충분한 칼슘을 섭취한다.

   칼슘은 뇌의 흥분을 억제하며 불안을 진정시키는 작용을 한다. 칼슘을 충분히 섭취하려면 칼슘이 풍부한 우유를 매일 2회 정도 마시며 생선, 해조류, 콩류 등이 풍부한 음식을 먹는다.

8. 양파 등의 혈전(血栓, thrombus) 방지 식품을 충분히 섭취한다.

   혈전은 혈관을 막고 있는 핏덩어리로 흔히 '피떡'이라고 하며 혈소판의 응고촉진물질이 원인이 되어 생긴다. 혈전은 혈관 벽에 붙어 혈액순환을 방해하므로 중풍, 치매 등의 원인이 된다.

9. 비타민 C가 풍부한 식품을 섭취한다.

   녹차의 비타민 C는 콜레스테롤의 수치를 떨어뜨리므로 커피의 섭취는 서서히 줄이고 녹차, 홍차 등을 섭취하는 것이 미래의 건강과 치매 예방 등에 도움이 된다.

10. 폴리페놀이 많이 들어 있는 식품인 차(茶), 포도, 포도주, 올리브 기름, 코코아, 견과류, 과일, 야채와 다가(多價) 불포화지방산이 다량 함유된 식품인 등 푸른 생선, 옥수수, 콩, 해바라기씨, 호박 등을 섭취한다.

치매전문지〈알츠하이머병 저널(Journal of Alzheimer's Disease)〉 2009년 12월호에 실린 연구결과에 의하면, 특정 식품에 들어 있는 항산화물질인 폴리페놀과 다가(多價) 불포화지방산이 새로운 신경세포를 만드는 뇌의 줄기세포 생성을 촉진한다는 연구결과가 나왔다. 이처럼 과거에는 뇌 형성이 완료된 성체 포유동물에서는 나이가 들면서 신경세포의 수가 줄어들고 새로운 신경세포도 만들어지지 않는다고 믿어졌지만 오늘날에는 성인의 뇌에서도 새로운 신경세포가 생성되는 것으로 알려지고 있다.

뇌를 활성화시키며, 늘 긍정적으로 즐겁게 웃고 자상한 성격을 가지도록 한다

나이가 들수록 뇌의 활동이 떨어지므로 일반적으로 노화와 치매를 단순히 나이 탓으로 돌리는 경향이 강하다. 그러나 뇌의 기능 역시 우리 몸의 근육과 마찬가지로 지속적으로 활성화시켜 단련하면 더욱 기능이 좋아질 수 있다고 의학계에서는 본다. 어르신들 중 상당수는 나이가 들어갈수록 신체적·정신적으로 더 건강해지는 것을 가까이에서 자주 볼 수 있다.

실제로 세계 최고의 예술가들은 70대 이후에 절정의 작품을 내는 왕성한 두뇌활동을 하는 분들이 많다고 한다. 이들의 오랜 시간 동안 경험으로 축적된 두뇌활동은 개인적으로는 치매 예방 등의 효과를 나타내고 사회적으로는 전 인류에 공헌하는 돈으로 환산할 수 없는 무한한 가치를 가진 것이다.

　이렇듯 나이가 들수록 생산적인 두뇌활동을 많이 하면 치매와 같은 질병은 물론 예방되며 건강은 더욱 증진되어 건강수명이 늘어날 수 있다는 것이 실제로 여러 가지 연구들로 증명되고 있다.

　그러면 어떻게 뇌를 활성화시킬 수 있는가?

　그 대답은 간단하다. 노인이 되어서도 끊임없이 두뇌활동을 많이 하면 된다. 두뇌활동에는 여러 종류가 있다. 두뇌활동이라 해서 꼭 수험생들처럼 머리를 싸매고 시험공부하듯이 하는 것만을 가리키는 것은 아니다. 어르신들께서 취미로 여유롭게 두뇌활동을 할 수 있는 것들이 많다. 예를 들면 공원의 숲 속 쉼터에서 맑은 공기와 인체에 유익한 음이온을 들이마시면서 장기, 바둑 등을 즐기는 것 역시 건전한 두뇌활동의 일종이다.

　두뇌운동의 효과를 극대화하려면 평소에 항상 긍정적인 생각을 하고 고정관념에서 탈피해야 하며, 기억을 자극시키는 노력을 지속적으로 할 필요가 있다. 이렇게 하면 뇌기능이 나이가 들수록 퇴화하지 않고 더 활성화될 수 있다. 우리가 신체를 건강한 상태로 유지하려면 항상 규칙적인 운동으로 몸을 자극하고 단련해야 하듯이 뇌 역시 지속적으로 자극을 주고 단련하는 운동을 하면 항상 활발하고 건강한 두뇌기능을 유지하는 것이 가능하다.

　우리의 뇌를 지속적으로 자극하고 단련하는 방법 중에 의학적으로 가장 효율적인 방법은 긍정주의, 더 나아가서 초(超)긍정주의로 세상을 바라보고 즐겁게 웃는 것이다. 또한 평소에 느긋하고 자상한 성격을 가지면 뇌에 긍정적인 에너지가 전달되어 이 역시 치매 예방에 도움이 된다. 의학적으로 볼 때 긍정적인 생각은 엔도르핀, 도파민 등을 분비하므로 우리의 기억회로를 열어 두뇌를 활성화시키는 반면에, 부정적인 생각은 아드레날린 등의 스트레스 호르몬을 분비하여 기억회로를 닫는다. 따라서 치매 예방을 위해서는 부정적인 생각은 줄이고 긍정적인 생각을 많이 해야 한다.

우리가 뇌를 이와 같이 효과적으로 자극하고 단련시키면 뇌의 앞에 위치한 전두엽(前頭葉)의 혈류가 좋게 되어 뇌기능이 활성화되며 따라서 기억력이 향상되고 치매의 발생을 예방할 수 있다. 다시 설명하면, 우리의 뇌는 네트워크로 연결되어 있으며 뇌기능을 활성화하려면 전두엽을 단련시켜야 하는데, 뇌를 자극하고 단련시키면 이 전두엽의 혈류가 좋게 되어 뇌기능이 활성화된다.

뇌의 신경세포는 여러 가지 명령을 내리며 그 명령을 다른 신경세포와 근육에 전달하는데, 이런 기능을 담당하는 전선 역할을 하는 것이 신경섬유이다. 뇌의 단련을 통해 뇌의 네트워크를 반복하여 사용하면 신경섬유의 수가 점점 증가하고 굵기도 굵어진다. 따라서 우리가 뇌를 자주 사용하면 뇌기능을 활성화하여 치매 등의 뇌질환을 예방할 수 있으며 아울러 뇌를 젊게 할 수 있다. 그 이유는 앞에서 말했듯이 뇌를 사용하면 할수록 그 부분의 혈류가 증가하고 에너지 대사가 활발해져서 혈액순환이 좋아지기 때문이다. 또한 뇌세포는 산소와 포도당을 에너지로 이용하므로 우리가 공부를 하는 등 뇌를 집중하여 사용하면 칼로리가 많이 소모되어 공복감이 빨리 느껴지고 식욕이 당기게 된다.

이와 같이 두뇌가 활발해지고 건강하게 되려면 두뇌에도 유산소운동이 필요하다. 그 유산소운동이 바로 매일 크게 숨쉬기 운동을 하는 심호흡이다. 깊은 숨을 쉬는 것은 우리의 두뇌와 정신을 맑게 하는 가장 간단하면서도 효과적인 두뇌의 유산소운동이다. 물론 숲 속의 맑은 공기를 들이 마시는 복식호흡이 가장 좋다. 일반적으로 복식호흡은 먼저 크게 숨을 내쉰 다음 마음속으로 천천히 넷(하나, 둘, 셋, 넷)을 세면서 코로 조용히 큰 숨을 들이 마시고, 일곱을 세면서 숨을 참고, 여덟을 세면서 입으로 소리가 나도록 숨을 내뱉는 것을 4회 정도 반복한 후 정상적으로 숨을 쉬는 것을 가리킨다.

이 복식호흡을 나무가 많은 숲 속에서 하면 뇌기능의 활성화에 더욱 유익하다. 숲 속에 가면 향긋한 냄새가 나는데, 이 냄새는 바로 '피톤치드(phytoncide)'의 주성분인 '테르펜(terpene)' 때문이다. 테르펜은 신체의 활성을 높이는 복합적 작용을 하므로 두뇌의 기능을 활성화하여 치매 예방에도 도움이 된다. 또한 숲 속에는 우리의 자율신경을 진정시키고 신진대사를 원활하게 해주는 음이온이 풍부하여 이를 들이마시면 역시 세포와 장기의 기능을 강화하여 치매 예방에 효과가 있다.

걷는 것이 치매 예방과 치료에 도움이 된다

호연지기(浩然之氣)를 기르기 위한 등산이나 걷기는 건강 유지와 치매 예방에 아주 좋은 운동이다. 왜냐하면 등산을 통한 근력의 강화와 함께 심신지기(心身之氣)를 모두 기를 수 있으므로 육체와 정신 건강에 모두 유익하다고 볼 수 있다. 또한 늘 자연을 가까이 함으로써 고대 서양의학자들이 인체와 자연의 구성 성분으로 본 지수화풍(地水火風)과 하나가 될 수 있어 자연과 친화력을 가질 수 있다. 당연히 복잡한 마음이 안정되고 편안해진다. 사실 서양의학에서의 의사(physician)라는 말도 '자연'을 가리키는 그리스어인 '피지스(physis)'에서 유래하였다고 하니 우리 인간과 자연과의 관계는 뗄래야 뗄 수 없는 밀접한 관계임에 틀림없다.

한의학에서는 '통즉불통(通則不痛) 불통즉통(不通則痛)'이라 하여 전신의 경락이 잘 소통되지 않고 막히게 되면 통증을 일으키며 질병이 발생한다고 본다. 치매 또한 뇌에 분포된 경락의 소통장애에 의한 것이므로 평소의 걷기 운동으로 전신의 경락 소통이 잘 되게 생활한다면 치매도 미리 예방할 수 있다.

만보계를 하나 구입해서 항상 차고 다니면서 매일매일의 걷는 양을 체크하고 혈압, 혈당, 체중 등을 같이 살펴보아서 그 연관성을 본인 스스로 파악하여 자신의 건강수명 노트를 만들어 매일 그리고 시간대별로 건강을 늘 연구하는 습관도 매우 중요하다. 걷는 운동을 잘 시행하면 우선 혈당이 많이 안정화되며 아울러 체중조절과 함께 혈압도 적절하게 조절될 수 있다.

또한 이러한 건강수명 노트를 들고 자신의 평생 건강주치의와 함께 상담을 하는 것도 매우 바람직한 일이다. 왜냐하면 의사가 그 환자 한 사람만을 위해 하루 24시간을 할애할 수는 없기에 본인의 증상들을 자신이 스스로 꼼꼼하게 체크해 나간다면 그 순간부터 건강을 지켜주는 파수꾼이 될 수 있다. 곧 내가 내 몸의 진정한 주인이 되는 것이다. 치매와 중풍 등의 성인병은 본인의 꾸준한 몸 관리와 식생활 및 생활 습관의 교정, 적절한 운동 등을 통해 충분히 예방 가능하다.

손쉬운 운동을 꾸준하게 실천하여 치매를 예방하고 치료하자

평소에 손쉬운 운동을 꾸준하게 실천하는 것은 손과 발에 분포된 중요한 경혈들을 반복하여 자극함으로써 그 자극이 전신의 12경락을 통해 머리의 경혈까지 전달되어 뇌기능을 활성화하므로 치매의 예방과 치료에 큰 도움이 된다. 일례로 호도 1~2개를 매일 좌우 손으로 만지면서 자극을 주는 것만으로도 치매 예방 및 치료에 도움이 된다.

이처럼 치매의 예방도 항상 몸을 부지런히 움직이면 가능하다. 이웃 나라 일본의 어르신들께서 치매 예방과 더불어 성공적인 노화를 보내는 비율이 전 세계에서 가장 높은 이유도 항상 자연과 함께 움직이며 손발을 부지런하게 움직여서 정신과 육체가 모두 건강하기 때문에 가능한 일이라고 본다. 자연과 하나 되는 온천욕을 자주 즐기는 일, 집 앞의 텃밭을 가꾸는 일, 친구들과 평화롭게 담소를 나누는 일, 가까운 거리는 항상 걸어 다니는 일 등의 사소한 행동들이 치매와 노화를 막아주는 열쇠인 것이다.

운동은 노화의 방지와 함께 가족 전체의 삶을 황폐화시키는 무서운 질병인 치매의 위험성까지 줄여주므로 건강수명의 증진과 함께 가족 구성원 전체의 삶의 질을 향상시킨다. 그러므로 여러 연령층에서 자신에게 맞는 운동을 평생에 걸쳐 할 필요가 있다.

사실 치매와 같은 질병으로 인해 전 가족이 행복감을 느끼지 못하는 상태에서의 긴 수명은 가족과 사회 전체를 생각할 때 큰 문제이다. 우리가 항상 손쉬운 운동을 꾸준하게 하는 습관을 길러야 하는 이유도 바로 이와 같은 건강에 대한 거시적 안목으로부터 비롯된다.

치매가 발생하는 원리를 알고 미리 예방 방법을 설계하여 대비한다면 치매라는 무서운 질병도 우리의 영혼과 육체를 황폐화시킬 수 없다. 사소한 1%의 식생활습관, 생활습관, 운동습관이 이처럼 치매도 물리칠 수 있는 엄청난 파워를 가진 셈이다. 특히 공기가 좋은 숲 속을 거닐면서 손발을 부지런히 움직이며 걷는 운동은 우리 몸의 체력을 소모시키지 않으면서 가장 효과적으로 뇌세포를 활성화시킬 수 있다.

THE SECRET TO HEALTH
치매의 예방과 치료에 도움이 되는 한방 약차

치매를 예방하고 치료하는 데 많은 도움을 주는 한방 약차는 다음과 같다.

1. 백복신-솔잎차

백복신과 솔잎을 끓여서 꾸준하게 복용하면 머리 쪽의 경락에 쌓인 담음(痰飮, 한방에서 치매의 원인으로 알려진 병리적인 체액 성분)을 없애주고 머리를 맑게 해주는 효과가 있어 치매의 예방과 치료에 도움이 된다. 솔잎은 고혈압과 동맥경화를 방지하며 솔잎의 상쾌한 향을 내는 '피톤치드(phytoncide)'는 신경을 안정시키는 효과가 있어 노인들의 치매 예방과 치료에 도움이 된다.

⊛ 만드는 방법과 복용법

깨끗한 물 1ℓ에 백복신 10g, 솔잎 50g, 감초 4g, 대추 10개 정도를 넣고 약한 불로 2~3시간 정도 끓여, 아침, 저녁으로 80㎖씩 복용한다. 이렇게 6개월 정도 꾸준하게 복용한 후 3개월 정도 휴식하는 것을 반복한다.

2. 목향오약(木香烏藥)차

목향오약차는 뇌신경의 노화를 막아 치매를 예방하고 치료하는 데 도움이 된다.

⊛ 만드는 방법과 복용법

깨끗한 물 1ℓ에 목향 10g, 오약 10g, 생강 5g, 대추 10개 정도를 넣고 약한 불로 1시간 정도 끓여 아침, 저녁으로 80㎖씩 복용한다. 6개월 정도 꾸준하게 복용한 후 3개월 정도 휴식하는 것을 반복한다.

앞으로는 첨단 예방의료의 시대가 될 것이다

필자는 한방 의료기관 내에 국내 최초로 '건강수명증진센터(HLEPC: Healthy Life Expectancy Promotion Center, 한·양방 통합의학 치미병[治未病] 연구소)'를 설립하여 지역사회 구성원들의 건강수명 증진에 힘쓰고 있으며, 이를 필자가 지향하는 '건강병원(Health Hospital)'[25]의 토대로 삼고 있다. '건강수명증진센터'는 미국(하버드대학교 의과대학 및 부속병원 등)과 유럽 등 선진국 의료 시스템의 장·단점을 연구, 분석하여 우리 실정에 맞도록 구상하였으며, 앞으로도 계속 건강수명을 증진시키는 의료 본연의 방향으로 발전시키고자 한다.

'건강수명증진센터'에서는 기존의 한의학적 치료(한방약물치료[환자 맞춤형체질처방], 침구치료, 한방물리요법 등)에 경락이론을 현대화하여 경락 기능의 재생에 탁월한 효과를 가진 '심부온열(하이퍼써미어, 인디바)치료'[1단계: 체질강화 프로그램], 반신욕의 원리를 응용한 '한방스파(유수진

동저주파온욕)치료'[2단계: 전신해독 프로그램], '향기요법(아로마테라피), 고
순도산소이온치료, 음향치료'[3단계: 면역증강 프로그램] 등을 접목했다.
이러한 접목은 뇌기능의 활성을 통한 중풍, 치매의 예방 및 조기 치료
와 함께 좌뇌, 우뇌의 통합적 개발을 통한 수험생들의 학습과 집중력
향상의 효과도 발생시킨다.

　또한 《동의수세보원》, 《동의보감》 등의 형상의학(形象醫學) 이론을
토대로 칼을 대지 않는 '한방비만, 한방성형, 한방피부'의 통합 치료
개념도 도출해 냈다. '건강수명증진센터'에서는 이처럼 치료, 웰빙,
뷰티를 동시에 추구한다. 즉, 건강수명증진센터의 3가지 치미병(治未
病) 프로그램인 '체질강화, 전신해독, 면역증강 프로그램'의 원칙에 따
라 질병을 사전에 예방하고 조기 치료함으로써 암, 중풍, 심장병, 당
뇨병, 비만 등 우리의 건강수명을 줄이는 주요 질환들이 발생하지 않
도록 매년 3개월 치료 후 6개월마다 재검진하여 평생 관리하는 시스
템으로 구성되어 있다.

　이와 같은 의료의 방향이 한·양방 의학이론의 발전적인 통합과
접목으로 나아간다면 이는 앞으로의 바람직한 한국 의료, 나아가 세
계 의료의 새로운 의료모형 창출의 토대가 될 수 있을 것이다.

　앞으로의 의료는 질병이 발생한 후에 뒤 늦게 치료하는 '치병(治
病)'이 아니라, 질병의 조짐이 보이기 시작하는 단계인 '미병(未病)'을
치료하는 '치미병(治未病)'이 더욱 중요하다. 즉, 미래의 바람직한 의
료는 병을 키워 고가 장비에 의한 치료로 환자들에게 과중한 의료비
부담을 시키면서 완치할 수 없는 방향이 아니라, 치미병하여 질병이

라는 태풍을 미리 대비하고 예방하여 건강을 더욱 증진시킴으로써 국민 의료비를 절감시키는 방향으로 가야 한다.

필자가 건강수명증진센터를 설립한 취지도 바로 이런 이유에서 비롯된다. 이제는 병이 나고 난 다음에 치료를 잘 해주는 것이 중요한 게 아니라 병에 안 걸리도록 해주는 것이 병원의 가장 중요한 역할이 되어야 한다고 본다.

"'병원'은 환자가 되고 나서 드나드는 곳이 아니라, 환자가 되기 전에 미리 질병예방과 건강증진을 위해 방문하는 곳 즉, 치미병을 할 수 있는 '건강병원'으로 거듭나야 한다"는 것이 필자의 소신이고 이를 바탕으로 우리 대한민국이 건강수명(질병과 불구 없이 사는 수명) 세계1위의 국가가 되도록 기여하는 것이 꿈이다.

| **경희서울한의원 건강수명증진센터** www.ksdoctor.kr (02)498-7677, 7630
(HLEPC: Healthy Life Expectancy Promotion Center, 한·양방 통합의학 치미병[治未病] 연구소)

후주

1. 박주홍, 〈고대 서양의학 체질론과 한의학 사상체질론의 형성과정 비교 연구〉, 서울대학교 대학원 의학 박사학위논문, 2008 : pp.267~268.
2. 박주홍, 위의 논문, p.268.
3. 박주홍, 《대한민국 한·양방 건강보감》, 서울 ; 김영사, 2007 : pp.19~20.
4. 박주홍, 위의 논문, pp.259~260.
5. "驕奢減壽 懶怠減壽 偏急減壽 貪慾減壽.", 《동의수세보원東醫壽世保元》, 〈광제설廣濟說〉
6. "爲人驕奢 必耽侈色 爲人懶怠 必嗜酒食 爲人偏急 必爭權勢 爲人貪慾 必殉貨財."
"驕奢者之心 藐視閭閻生活 輕易天下室家 眼界驕豪 全昧産業之艱難 甚劣財力之方略 每爲女色所 陷 終身不悔."
"懶怠者之心 極其麤猛 不欲積工之寸累 每有虛大之褻算 盖其心 甚憚勤幹故 欲逃其身於酒國 以姑 避勤幹之計也."
"凡懶怠者 無不縱酒 但見縱酒者 則必知其爲懶怠人 心麤猛也.", 《동의수세보원》, 〈광제설〉
7. 박주홍, 위의 논문, pp.258~259.
8. Ackerknecht EH, 〈A Short History of Medicine〉, Baltimore : Johns Hopkins Univ. Press, 1982 : 61.
9. 박주홍, 위의 논문, pp.268.
10. 박주홍, 〈한방으로 알아보는 중년들의 폐질환 예방책〉, 《Fn Family(삼성증권)》, 2008 ; 107 : pp.22~23.
11. 반신욕은 다음 책을 참고. 신도요시 하루, 〈만병을 고치는 냉기제거 건강법〉, 서울 ; 김영사, 2002.
12. 이제마 저, 박대식 역, 〈格致藁〉, 서울 ; 청계, 2002 : pp.40~42.
13. 이제마, 상게서, pp.41~42.
14. 하루야마 시게오, 《뇌내혁명》, 사람과 책, 1996, pp.27, 74~77.
15. 이시하라 유미, 《체온 1도 올리면 면역력이 높아진다》, 서울 : 예인, 2010, pp.90~93.
16. 박주홍, 《대한민국 한·양방 건강보감》, 서울 ; 김영사, 2007 : pp.240~241.
17. 이시하라 유미, 상게서, pp.93~95.
18. 이시하라 유미, 상게서, pp.93~97.
19. Edelstein L, 〈The Hippocratic Physician〉, Ancient Medicine, Baltimore : Johns Hopkins Press, 1967 : pp.87~110.
20. 박주홍, 〈고대 서양의학 체질론과 한의학 사상체질론의 형성과정 비교 연구〉, 서울대학교 대학원 의학 박사학위논문, 2008 : p.118.
21. Ackerknecht EH. A Short History of Medicine. Baltimore : Johns Hopkins Univ. Press, 1982 : p.61.
22. 이시하라 유미, 상게서, pp.97~98.
23. 한방에서는 당뇨병을 소갈증(消渴證)이라고 함.
24. 이사하라 유미, 상게서, pp.89~90.
25. 박주홍, 〈마음으로 치료하는 건강한방병원〉, 《한국경제21(Korea Economy)》, 2006 ; 5 : pp.114~115.